DU

DÉCOLLEMENT RÉTINIEN

ET DE

SON TRAITEMENT

PAR

Léon DEBIERRE,

Docteur en médecine de la Faculté de Paris,
Ancien externe des hôpitaux de Caen et de Paris,
Chef de clinique ophthalmologique du D^r Ed. Meyer.

PARIS

ADRIEN DELAHAYE ET E. LECROSNIER, EDITEURS

PLACE DE L'ÉCOLE-DE-MÉDECINE

1881

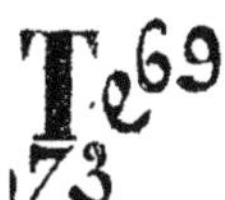

DU

DÉCOLLEMENT RÉTINIEN

ET DE

SON TRAITEMENT

PAR

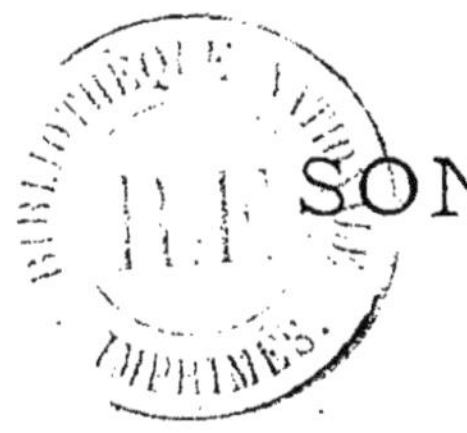

Léon DEBIERRE,

Docteur en médecine de la Faculté de Paris,
Ancien externe des hôpitaux de Caen et de Paris,
Chef de clinique ophthalmologique du Dr Ed. Meyer.

PARIS

ADRIEN DELAHAYE ET E. LECROSNIER, ÉDITEURS

PLACE DE L'ÉCOLE-DE-MÉDECINE

1881

A LA MÉMOIRE DE MA GRAND MÈRE

A MON GRAND PÈRE

———

A MON PÈRE, A MA MERE

A MES PARENTS

A MES AMIS

A MON EXCELLENT AMI ET COLLÈGUE

V. CAUDRON

Debierre.

M. LE DOCTEUR V. CORNIL

Médecin de l'hôpital de la Pitié, 1877.

M LE DOCTEUR DUJARDIN-BEAUMETZ

Médecin de l'hôpital Saint-Antoine, 1878.

M. LE DOCTEUR PEAN

Chirurgien de l'hôpital Saint-Louis, 1879.

M. LE DOCTEUR ROZAN

Médecin principal d'armée,
Officier de la Légion d'honneur,
Médecin de l'hôpital militaire du Gros-Caillou, 1880.

DE L'ECOLE DE MÉDECINE DE CAEN

DU

DÉCOLLEMENT RÉTINIEN

ET DE

SON TRAITEMENT

INTRODUCTION.

Malgré que la thérapeutique oculaire ait fait depuis ces dernières années de rapides progrès et nous ait permis de porter remède à un grand nombre de maladies oculaires, il en reste cependant encore quelques-unes contre lesquelles nous pouvons peu, et malgré toutes les tentatives des différents expérimentateurs le traitement à suivre n'est pas encore indiqué d'une façon certaine.

Parmi ces affections, l'une des plus graves est sans contredit, et par sa marche progressive et par le peu d'action que nous avons contre elle, le décollement rétinien.

Attaché depuis longtemps déjà à la clinique du D^r Ed. Mayer, nous avons eu la bonne fortune d'en observer quelques cas et devant les résultats heureux obtenus, nous avons pensé bien faire en publiant la méthode qui a été suivie. Nous l'avons fait précéder d'un rapide résumé de nos connaissances sur cette maladie et sur son traitement.

Loin de nous la prétention de donner un travail complet, mais nous pensons que l'on nous tiendra compte de la pensée qui nous a guidé.

Qu'il nous soit permis, au début de ce travail, de remercier notre excellent maître M. le Dr Meyer des enseignements qu'il nous a prodigués avec tant de sollicitude, et la bienveillance particulière qu'il nous a toujours témoignée.

SYMPTOMATOLOGIE.

Avant que la découverte de Helmholtz nous eût permis de pouvoir porter la lumière jusqu'au fond de l'œil et d'assister ainsi à tous les phénomènes normaux et morbides dont les membranes profondes sont le siège, la grande majorité des cas de la maladie dont nous nous occupons passaient inaperçus. Seuls les vastes décollements produits par des tumeurs post–rétiniennes qui proeminaient fortement dans le corps vitré et qui donnaient à l'œil cet éclat et cet aspect particulier qu'on nommait alors *œil de chat* amaurotique de Boër, étaient décrits dans les traités de pathologie et portaient le nom de Retina tremulans d'hydropisie, sous-rétinienne, choroïdienne. Tous les autres cas, où la fonction visuelle étaitplus ou moins abolie, rentraient dans la classe si vaste alors des amauroses où se confondaient toutes les affections dàns lesquelles on constatait la perte ou la diminution de la force visuelle sans cause apparente et connue; classe si vaste que l'exploration ophthalmoscopique a permis de faire disparaître comme entité morbide et dont le nom même n'est plus qu'un symptôme.

Maintenant, grâce aux puissants moyens d'investigation dont nous disposons, aucun décollement, si léger qu'il soit, ne peut échapper à l'œil exercé d'un observateur attentionné.

Les symptômes de cette affection, comme de toute affection d'ailleurs, se divisent en deux ordres :

1° Les symptômes objectifs, c'est-à-dire, perçus par le médecin.

2° Les symptômes subjectifs, c'est-à-dire, accusés par le malade.

Nous commencerons d'abord à décrire les premiers, ce qui nous permettra d'expliquer plus facilement les seconds.

SYMPTOMES OBJECTIFS.

Dans cet ordre de symptômes nous en trouvons deux ; le premier que nous pouvons toujours constater. C'est la *diminution de la tension oculaire.*

L'autre, le plus important de tous, l'*image ophthalmoscopique du fond de l'œil,* vient à nous manquer complètement, quand par suite d'une irido-choroïdite consécutive le cristallin s'est opacifié, comme il arrive fréquemment dans les cas anciens. Mais heureusement, même dans ces cas, l'existence du premier symptôme, jointe aux résultats de l'examen subjectif, permet de porter toujours un diagnostic certain.

La diminution de la tension oculaire est en effet la règle pour ainsi dire générale de tous les décollements rétiniens, et plus le décollement est de date reculée, plus la tension diminue.

Ce n'est que lorsque le décollement est le résultat d'une tumeur de la choroïde et dans les cas exceptionnellement rares, de complication avec le glaucome, qu'il survient une augmentation de pression intra-oculaire.

Pour bien se rendre compte du degré de la tension oculaire il faut procéder de la manière suivante. On engage le malade à regarder en haut, on applique l'index de la main gauche à travers la paupière inférieure, sur la sclérotique, vers l'angle de l'œil, et l'index de l'autre main est placé vers l'angle opposé à une distance égale du milieu de la cornée; alors par un mécanisme analogue à celui que l'on produit pour se rendre compte du phénomène de la fluctuation, on perçoit nettement le degré de la pression des liquides intra-oculaires. Quand on a un peu l'habitude de ce genre d'exploration on juge facilement des moindres différences. Souvent d'ailleurs on peut comparer en procédant de la même manière sur l'autre œil, si ce dernier est sain.

Mais il faut toujours employer le même procédé car l'expérience nous a démontré que le degré de résistance de la tension intra-oculaire est perçu différemment suivant les points où se posent les doigts de l'explorateur. C'est, pour quoi M. Meyer préconise de procéder à cet examen à travers la paupière inférieure, le malade regardant en haut et nous permettant de voir la sclérotique sur laquelle nous pressons, et par conséquent de pouvoir toujours placer nos doigts à des endroits symétriques sur l'un et l'autre œil. Tandis que, si nous procédons au même examen à travers la paupière supérieure nous ne pouvons vérifier la situation du globe oculaire et par conséquent nous obtenons des résultats inexacts et dûs à une fausse comparaison, les points où nous avons recherché le degré de tension n'étant pas symétriques sur les deux yeux comparés.

Dans ces derniers temps de nombreuses tentatives ont été faites pour construire un appareil destiné à mesurer d'une façon constante et mathématique la tension des liquides intra-oculaires. On a donné à ces instruments le nom de *tonomètres*. Nous allons les passer rapidement en revue, sans en faire une description détaillée.

Le premier essai fut tenté en 1863 par Graefe, mais, son

instrument, nécessitant l'emploi du sommeil anesthésique
pour obtenir l'immobilité complète de l'œil, fut rapidement
abandonné.

Presque à la même époque Hamer, assistant à la clinique de Donders et de Snellen, à Utrecht, présenta un appareil plus commode et qui a servi de point de départ à
presque tous les autres. Il se composait d'un tube creux
de l'intérieur duquel proéminait une tige mobile portant à
son extrémité une aiguille destinée à parcourir un cadran
indicateur.

Cet instrument fut encore modifié surtout au point de vue
mécanique et rendu plus pratique par Dor, sur les indications de Donders, et présenté par cette ophthalmologiste
au congrès de Heidelberg en 1865.

Mais tous ces tonomètres étaient basés sur un principe
extrêmement variable et par conséquent peu susceptible
de donner des résultats capables d'être comparés.

En effet, sur un œil mou on produit une dépression pro-
fonde avec une force minime, tandis que sur un œil dur
au contraire, on obtient une dépression faible avec une
force considérable. Il fallait donc, si on voulait obtenir un
point de comparaison, ou obtenir toujours une dépression
constante avec une force variable, ou bien une dépression
variable avec une force constante.

Pour répondre à cet indication, Dor conseille de laisser
pendre le tonomètre au-dessus de l'œil à expérimenter en
le laissant presser par son poids seul, et de noter alors la
dépression produite.

Stroh de Londres, construisit pour répondre au même
but, sur les indications de Donders, un tonomètre agissant aussi par son propre poids et ayant la forme d'une
montre.

Mais tous ces instruments présentaient un grand inconvénient. Pour rendre la dépression scléroticale fixe, il fallait comprimer le globe oculaire jusqu'au moment ou la sclérotique venait affleurer les bords du tube extérieur, mais si l'on continuait cependant à comprimer encore, on augmentait artificiellement la tension intra-oculaire et la mensuration n'était plus exacte.

Pour obvier à cet inconvénient, Monnich a construit à la clinique d'Utrecht, en 1870, un appareil très ingénieux qui permet de prendre soit la profondeur de la dépression comme élément fixe et la force de pression comme terme de comparaison, ou, inversement, la force de dépression comme élément fixe et la profondeur de la dépression comme terme de comparaison. Le tube extérieur étant mobile, et portant une aiguille indicatrice, indique lui-même le point où la sclérotique vient toucher son bord libre, on évite ainsi l'erreur que nous venons de signaler. C'est de beaucoup l'instrument le plus exact; mais cependant au point de vue pratique il présente une difficulté, c'est qu'il faut fixer en même temps et le point d'application sur la sclérotique et le cadran indicateur.

Weber, de Darmstadt, est parvenu à éviter cet inconvénient par un artifice de construction qui permet de ne considérer que le point d'application de l'instrument, le cadran enregistrant lui-même, le point où le tube extérieur vient affleurer la sclérotique.

A tous ces instruments, Snellen et Landolt font le reproche de prendre comme constante la dépression oculaire, chose excessivement variable et dont la profondeur et surtout la forme dépend, non seulement de la pression intra-oculaire, mais encore de l'élasticité des membranes d'enveloppe du globe oculaire. Pour ces auteurs, il leur paraît plus rationnel d'admettre comme terme de comparaison non seulement la profondeur, mais aussi la forme de la dépression tout en conservant une force de pression constante. Pour cela Landolt à fait construire un instrument très ingénieux, qui indique, pour une pression donnée et constante, la forme et la profondeur de la dépression.

Mais, malgré ces nombreux essais, aucun de ces appareils ne sont entrés dans la pratique courrante, car les avantages qu'ils présentent sont loin de compenser les difficultés et les insuccès de leur usage et leur prix relativement élevé. Ils sont encore restés à l'état de curiosités scientifiques, la mensuration à l'aide des doigts, faite comme nous l'avons indiquée donne des résultats suffisamment exacts pour qu'elle soit encore la seule méthode actuellement suivie par tous les opthalmologistes pour évaluer la tension intra-oculaire.

A ce signe si important de la tension oculaire vient s'ajouter l'image même de la partie décollée qui nous permet de juger et de son siège et de ses qualités physiques.

Quant les milieux de l'œil ont conservé une transparence parfaite, le décollement rétinien peut se diagnostiquer très facilement à l'examen opthalmoscopique, surtout quand la rétine décollée à cessé d'être diaphane comme cela a lieu dans la plus grande généralité des cas. Cependant quand la partie décollée est très périphérique, le soulèvement très peu accusé et que la membrane soulevée laisse passer d'une façon normale les rayons lumineux sans les réfléchir, le diagnostic sera beaucoup plus difficile; il faudra alors et une attention soutenue et des artifices d'examen que nous exposerons plus loin. De légères opacités flottant dans le corps vitré, ou un léger trouble

circonscrit du cristallin permettent encore de pouvoir ex-
plorer le fond de l'œil et de se rendre compte de l'état pathologique qu'il présente- Mais si le défaut de transparence
des milieux de l'œil devenait plus marqué, il faudrait, pour
remédier autant que possible à cet état défavorable, em-·
ployer une source lumineuse intense un miroir ophtalmos-
copique convexe à large diamètre de façon à pouvoir en-
voyer dans l'œil une grande quantité de lumière, et pouvoir ainsi éclairer quand même une rétine que dans des
conditions ordinaires d'éclairage on n'aurait pu apercevoir.

Pour faire un diagnostic exact du décollement rétinien on doit employer les deux modes d'examen du fond
de l'œil: l'examen à l'*image renversée* et à l'*image droite ;*
car si tous les deux nous font connaître l'existence le
le siège, et même le changement de niveau de la partie décollée, le second nous permet, d'une façon beaucoup plus
exacte de mesurer, par la différence de réfraction, d'une
manière mathématique, le degré de projection en avant du
décollement rétinien.

Le premier symptôme qui s'offre à notre examen, aussitôt que l'on a éclairé le fond de l'œil avec le miroir opthalmoscopique seul, est un changement de coloration dans la
partie de la rétine atteinte de décollement et qui varie suivant la nature du liquide qui est épanché. Ce signe ne fait
jamais défaut. En effet, si le soulèvement est un peu étendu
il existe presque toujours des points où la rétine présentant un changement de niveau, et éclairée obliquement
donne lieu à un reflet grisâtre. D'ailleurs en imprimant au
miroir opthalmocospique quelques petits mouvements de
rotation on obtient toujours ces reflets même dans les sou-
lèvements les plus légers. Ces légers reflets peuvent se

produire, même quand la rétine est toujours restée diaphane; ils ne sont dus qu'à la réflection inégale que pro-
duisent les changements de niveau de la rétine. Quand la
rétine est altérée et a perdu sa transparence et que le liquide épanché de séreux et transparent qu'il était au début, est devenu opaque, la rétine décollée présente alors
une coloration qui varie du gris bleuâtre. au bleu ver-
dâtre.

Si l'on engage le malade à diriger son regard dans différentes direction de l'espace, on voit tantôt sa coloration
rouge de la partie du fond de l'œil qui a conservé son niveau normal, tantôt l'aspect gris bleuâtre de la rétine décollée. Ce phénomène se produit principalement quand
on fait regarder le malade alternativement en haut et
en bas.

Car le siège habituel des décollements rétiniens est principalement dans le segment inférieur. En effet quand il
se produit même périphériquement dans une autre partie
de l'ëquateur du globe oculaire, les connexions qui existent entre la rétine et la choroïde sous jacente étant très
faibles, ne résistent que très faiblement à la marche des liquides épanchés qui, sous l'influence des lois de la pesanteur, descendent peu à peu latéralement, pour se collecter
à la partie inférieure.

La coloration fournie par la rétine décollée ne présente
pas une teinte uniforme; car sa surface libre ne présentant
pas partout un niveau égal, mais forme à sa surface
des plis, des saillies et des creux qui, grâce aux lois de
la réflexion de la lumière, donnent lieu à des mélanges de
parties plus éclairées et plus sombres, se correpondant les
uns aux autres, et permettant ainsi à l'observateur d'avoir
une sensation de relief.

Un autre signe très important que nous devons constater, c'est le *flottement* de la membrane rétinienne.

Pour faire naître ce phénomène il suffit de faire imprimer au regard du malade des directions différentes, puis de lui faire reprendre ensuite une direction fixe et stable. Alors si nous fixons notre attention sur la partie décolée, nous constatons que les reflets fournis par les parties saillantes sont variables, sautent de points en points, oscilent en un mot, avant de conserver une position fixe. Ce phénomène ne peut naturellement s'expliquer que par les ondulations de la membrane rétinienne soulevée par les mouvements de flot que les mouvements de l'œil ont imprimé aux liquides épanchés. Mais pour que ce phénomène se produise il faut trois choses :

1° Que la rétine soit décollée dans une certaine étendue ;

2° Qu'elle proémine suffisamment au-dessus du niveau de la choroïde.

3° Que le décollement soit produit par une masse liquide.

Si le décollement est général, c'est-à-dire si la totalité de la rétine est décollée depuis sa périphérie où elle est fixée par l'ora serrata, jusqu'au pourtour de la papille optique et proémine même dans le champ pupillaire en empêchant la pénétration des rayons lumineux, l'aspect est tout à fait différent. Il s'offre à notre regard sous la forme d'un entonnoir mobile ou plus souvent sous la forme d'une fleur de convolvulus dont la base serait tournée en avant et le sommet adhérerait au pourtour de la papille.

Quand l'œil est au repos, les parois mobiles qui forment la corolle de la fleur sont repliées sur elles-mêmes et parcourues par des stries rouges ; elles masquent complètement la pupille, que l'on ne peut apercevoir que quand sous l'influence des mouvements que l'on fait imprimer à l'œil cet infundibulum s'ouvre en se déployant. Metaxas a comparé avec une grande justesse d'expression ces modes d'ouverture à celui des parachutes qui servent aux jeux des enfants que l'on replie longitutalement pour les lancer en l'air, qui prennent dans leur chute la forme d'un dôme.

La rétine apparaît alors avec une coloration bleuâtre ou blanc jaunâtre sur laquelle les vaisseaux rétiniens font un relief noirâtre.

Mais si le diagnostic d'un décollement étendu est généralement facile, quand l'affection se borne à un simple soulèvement peu accusé et limité dans un espace très restreint, il devient plus difficile ; il faut avoir recours à un autre symptôme, qui ne nous manque jamais quand les autres viennent à nous faire défaut. Je veux parler de *l'examen des vaisseaux et de leur trajet* qui nous décèlent avec une grande exactitude, quand on veut y prêter une attention soutenue, toutes les plus petites différences de niveau.

Pour cet examen il faut suivre le trajet des vaisseaux depuis leur point d'émergence jusqu'à la périphérie, et bientôt l'on découvrira que leur trajet traduit d'une façon très facile à percevoir les anfractuosités de la membrane décollée.

Ces vaisseaux présentent au niveau du décollement une coloration spéciale. Ils apparaissent avec une couleur rouge uniforme ; la ligne plus claire, existant à l'état normal au milieu du calibre du vaisseau et due simplement à la reverbération de la lumière sur l'arête culminante du cylindre, a disparu. Les veines se distinguent des artères en cet endroit par une teinte encore plus foncée et qui peut même devenir noirâtre. Phénomène dû à l'affaissement des parois vasulaires au niveau du décollement.

Quand un vaisseau arrive aux limites du décollement, si le changement de niveau se fait d'une façon brusque, si les bords sont abruptes, on voit le vaisseau rétinien s'interrompre tout à coup et disparaître derrière la saillie formée par lapartie décollée ; puis il reparaîtra tout à coup plus ou moins loin de son lieu de disparition, ayant l'air d'avoir subi un changement de direction pour disparaître à nouveau suivant les reliefs et les dépressions de la partie soulevée. De plus, ces vaisseaux se trouvant situés à des niveaux différents, pour les voir d'une façon parfaite il faudra, quel que soit le mode d'exploration employé (image droite ou renversée), augmenter ou relâcher son accommodation.

Mais si le niveau rétinien, au lieu de présenter une élévation brusque, s'élève au contraire par une pente peu prononcée, nous verrons les vaisseaux s'élever en formant un coude qui sera d'autant plus allongé que le changement de niveau se fera par une pente plus insensible et plus longue.

Les plus légers plissements de la rétine se traduiront donc par une ondulation du vaisseau et nous aurons un moyen de nous rendre bien compte que cet aspect des vaisseaux est bien dû à des différences de niveau, en imprimant à la lentille, à l'examen à l'image renversée, des mouvements de latéralité et en imprimant ainsi à l'image un *déplacement parallactique*.

La partie de la rétine qui proémine en avant du plan ordinaire de cette membrane subira un déplacement plus considérable que la partie qui est restée en place ; elle paraîtra donc se mouvoir en avant des parties saines et plus la saillie de la rétine sera accusée, plus le déplacement de l'image sera marqué. Si maintenant on emploie ce mode d'examen pour les modifications que présente le trajet des vaisseaux on a à sa disposition un puissant moyen de recherche qui peut nous déceler même le plus léger soulèvement n'entraînant qu'un changement incertain dans la direction des vaisseaux au niveau de ses limites. En effet on constatera en ce point, en imprimant un déplacement parallactique à l'image, que les vaisseaux semblent se tordre : ce qui est dû à leur déplacement inégal, et l'on pourra aussi délimiter le point même où se fait cette ligne de démarcation entre les parties saines et décollées de la membrane.

En plus du déplacement parallactique inégal nous avons encore, dans leur différence de volume un signe de plus de leur projection en avant. En effet si nous examinons d'abord les parties de la rétine situées à leur niveau normal et que l'on s'accommode ensuite pour pouvoir voir distinctement la partie décollée, tout en gardant la même position pour l'œil observé, on verra, en fixant un vaisseau, que célui-ci, au lieu d'aller en diminuant de calibre, semble au contraire augmenter dans une partie de son trajet et devenir plus gros. Mais pour que ce phénomène apparaisse d'une façon bien nette, il faut que le décollement soit très proéminent ; s'il s'agit d'un simple soulèvement ou d'un décollement peu prononcé ce symptôme ne sera plus assez accusé pour être perceptible. Dans ces conditions on pourra avoir une image presque aussi nette des parties décollées et saines de la rétine : n'ayant pas besoin pour de petites différences de niveau de modifier notre adaptation pour l'image renversée.

Si maintenant nous avons recours à l'examen à l'*image droite*, nous constatons d'autres symptômes importants.

En employant le miroir opthalmoscopique seul nous remarquons que nous pouvons obtenir une image droite facilement de la partie décollée, tandis quele plus souvent, l'œil étant myope, il nous est impossible d'en obtenir une également de la partie restée adhérente. En effet la partie décollée se présente à nous par suite de sa projection en avant dans les conditions; d'un œil plus ou moins fortement hypermétrope.

Si au contraire l'œil était auparavant hypermétrope ou emmétrope le degré de cette anomalie de réfraction serait beaucoup plus accusé pour la partie décollée. Mais dans tous les cas il sera impossible d'obtenir une image nette de la rétine en place normale et du décollement. Si, en même temps, on s'accommode pour voir alors nettement la partie saine de la rétine, la partie décollée présentera un aspect grisâtre uniforme; si au contraire on veut voir nettement la partie décollée, le reste du fond de l'œil présentera une teinte rouge uniforme. Il faudrait, pour que ce phénomène manquât, que le soulèvement fût excessivement léger, ce qui est tout à fait exceptionnél.

Par conséquent, lorsque l'on voudra procéder à l'examen à l'image droite de la portion décollée de la rétine, il faudra suivre les mêmes règles que pour un œil très fortement hypermétrope, c'est-à-dire se placer tout près de l'œil et faire un effort d'accommodation considérable de façon à égaler à peu près l'hypermétropie acquise.

Dans ces conditions l'image sera fort peu grossie, chose que l'on comprend facilement, eu égard au degré très élevé d'hypermétropie, mais ce qu'elle aura perdu en grossissement, elle le rachètera par sa grande netteté. On verra très distinctement les vaisseaux se dessiner en noir sous forme de filaments très fins sur le fond uniformément grisâtre de la rétine décollée.

Debierre.   2

La différence même la plus légère dans le niveau de la rétine se traduira quand on aura eu soin de relâcher préalablement son accommodation, par une différence dans la réfraction, et il faudra employer en se servant d'un ophthalmoscope à réfraction de verres correcteurs différents pour voir les vaisseaux situés sur la partie adhérente et sur la partie soulevée de la rétine.

La différence du verre correcteur permettra de déterminer et de mesurer d'une façon mathématique le degré de soulèvement de la rétine.

En effet, on sait qu'une différence de réfraction de trois dioptries entre deux points examinés de la rétine, est produite par une différence du niveau de un millimètre.

On pourra donc en constatant à l'image droite, après avoir eu soin de relâcher complètement son accommodation : 1° le degré du verre nécessaire pour obtenir une image nette d'un point de la partie saine et le numéro du verre employé pour voir nettement un point du décollement et mesurer d'une façon mathématique les variations que le décollement peut subir, et son augmentation et sa résorption.

Prenons un exemple pour mieux faire comprendre comment se fait cette mensuration.

Soit un œil atteint de décollement, il me faut un verre concave de 6 dioptries pour voir réellement la partie de la rétine saine. Pour obtenir une image de la partie décollée, il me faut un verre convexe de 3 dioptries. Le point examiné a donc subi un mouvement de propulsion en avant qui lui a fait modifier son degré de réfraction de 9 dioptries, c'est-à-dire a subi une projection en avant de 3 millimètres. Soit au contraire un œil dont la partie de la rétine saine exige pour être vue d'une façon nette, l'emploi d'un verre convexe de 2 dioptries, avec un verre convexe de 14 dioptries, j'aurai une image nette de la partie décollée. Par conséquent, cette dernière a subi un avancement de 4 millimètres en avant, puisque son hypermétropie a augmenté de 12 dioptries.

On voit par ces exemples combien la mensuration du décollement est facile et exacte à condition que l'observateur et l'observé aient complètement relâché leur accommodation.

Nous pouvons encore obtenir en employant l'ophthalmoscope binoculaire de M. Giraud-Teulon, une image nous accusant directement ces variations de niveau des parties décollées, en nous donnant la sensation de leur relief sur les parties voisines.

Mais souvent en plus de ces symptômes propres au décollement rétinien lui-même, l'ophthalmoscope nous fait constater d'autres lésions des membranes profondes qui viennent le compliquer.

La plus fréquente de toutes, sans contredit, est l'existence d'un staphylome postérieur et cela ne doit nullement nous étonner si nous nous rappelons que la myopie est presque toujours la cause prédisposante des décollements rétiniens. Les opacités existantes dans le corps vitré viennent souvent compliquer l'examen ophthalmoscopique et rendre l'examen presque impossible du fond de l'œil en traversant le champ pupillaire suivant les mouvements du globe oculaire. Quelquefois même leur abondance peut empêcher tout examen et il se présente alors sous l'aspect d'un véritable épanchement sanguin.

Mais une autre lésion que l'on rencontre beaucoup plus rarement à laquelle on a rattaché les cas de guérison spontanés, c'est la déchirure de la rétine. On a même fait découler de ce fait tous les modes d'intervention chirurgicales dans les premiers temps.

Pour la découvrir il faut parcourir scrupuleusement toute la partie périphérique de la rétine. C'est presque toujours dans les parties équatoriales de cette membrane qu'on a trouvé son siège. Elle se présente à l'ophthalmoscope sous la forme d'une fente d'un rouge sombre, limitée par deux lignes claires, à reflets argentés. En effet à travers les deux bords de la plaie entre-baillés et enroulés sur eux-mêmes, on aperçoit le tissu et les vaisseaux choroïdiens mis à nus. On ne peut plus apercevoir la membrane rétinienne flottante, le liquide post-rétinien s'étant écoulé dans l'humeure vitrée et la rétine étant revenue en place. Seuls des plis légers, à reflets blanchâtres sur lesquels les vaisseaux font de légers coudes, indiquent l'emplacement occupé par le liquide épanché.

SYMPTOMES SUBJECTIFS

Si nous procédons à l'interrogation du malade, nous voyons que l'affection a commencé tantôt par l'apparition d'un nuage grisâtre flottant devant l'œil et s'accompagnant de taches noires mobiles qui traversent son champ visuel dans toutes les directions ; tantôt cet accident s'est produit tout d'un coup, à la suite d'un effort quelconque, tantôt la marche a été lente ; un point noir est apparu d'abord et a été en augmentant peu à peu, de manière à obscurcir une grande partie du champ visuel. Très souvent des gouttes de feu, des étoiles brillantes ou des éclairs de feu passent rapidement devant les yeux des malades, accompagnant chaque mouvement du globe oculaire. Ces photopsies sont dues aux tiraillements et à l'irritation de la rétine sous l'influence des déplacements subits de liquide épanché.

Aussi connaissant le changement morbide dans la situation de la rétine, ne serons-nous nullement étonné de trouver un abaissement considérable dans la force visuelle centrale et dans la perception lumineuse périphérique.

La *vision centrale* est presque toujours énormément réduite et permet seulement aux malades de pouvoir compter les doigts à quelques mètres et encore sont-ils obligés pour obtenir ce résultat, de tourner leur regard dans une direction excentrique (presque toujours en haut, le décollement siégeant dans la partie inférieure de l'œil) de façon à pouvoir amener la partie restée en place de la rétine en situation telle qu'elle puisse être impressionnée par les rayons visuels. Aucun verre correcteur ne peut améliorer d'une façon sensible cet état de chose.

De plus les objets leur apparaissent déformés. Cette morphopsie s'explique facilement car les lignes droites leur paraissent courbes et brisées et s'enchevêtrent les unes aux autres.

A quoi est dû cet abaissement considérable? Bowman l'attribue avec juste raison au changement de position. Car les éléments sensibles ne sont point, du moins dans les cas récents altérés et ils n'ont point, perdu leur sensibilité spéciale. Ce que démontrent les cas de rétablissement de la perception dans les cas de guérison rapide, du décollement de la membrane, soit artificielle, soit naturelle. La position normale verticale des éléments nerveux de la rétine, étant indispensable leur fonctionnement régulier, comme isolateurs et récepteurs des faisceaux lumineux émanés des objets destinés à nous en produire une image, il est évident, comme l'a fait si judicieusement remarquer l'éminent ophthalmologiste anglais, que le moindre soulèvement de la membrane rétinienne modifiera leur position normale et leur fera prendre des positions inclinées et irrégulières, et que l'on peut comparer à des tiges de blé inclinées par le

vent. Un rayon lumineux au lieu d'atteindre un seul de
ces éléments, en rencontrera par conséquent plusieurs qui
seront placés obliquement sur son passage. De plus, aucun
de ces éléments ne le recevra dans la direction perpendi-
culaire pour laquelle il est adopté, et de plus l'épithélium
choroïdien n'est plus là pour absorber et réfléchir les
rayons lumineux. Dans ces conditions, il y aura nécessai-
rement un trouble tellement grand dans la perception de
l'image, elle sera tellement confuse, qu'aucune détermination des objets ne pourra être faite.

En effet dans presque tous les cas, les malades accusent
une sensation de fumée légère existant en avant de l'œil et
voilant tous les objets extérieurs comme un épais brouil-
lard.

De plus les yeux atteints de décollement rétinien présentent une sensibilité très grande aux variétés d'éclairage.
Quand la lumière est très intense, les malades sont complètement éblouis et leur force visuelle déjà si diminuée,
devient presque toujours nulle. De même quand l'intensité
lumineuse diminue et devient plus faible, ils ne voient
plus quand nous pouvons encore distinguer les objets pendant un temps assez long.

Ces phénomènes ne doivent pas nous étonner et et s'expli-
quent facilement par les modifications que doit fatalement
subir la rétine dans sa sensibilité spéciale. Le maximum
de la force visuelle n'est obtenu dans ces cas que lorsque
l'examen est pratiqué avec un éclairage d'intensité moyenne.

L'examen de la *vision périphérique* nous montrera combien est importante l'étude de ce symptôme.

Nous trouverons en effet dans tous les cas, même dans
les décollements les plus légers, une diminution du champ
visuel, parfaitement en rapport avec le lieu et l'étendue
de la partie soulevée de la rétine. Si par exemple nous

avons un décollement dans la partie inférieure de la rétine, c'est la partie supérieure du champ visuel qui manquera; si au contraire nous trouvons une lacune dans la partie inférieure de ce dernier, c'est que le décollement surgira à la partie supérieure de la rétine. Toujours le champ visuel manquera dans une direction opposée à celle de la membrane décollée, ce qui est tout à fait pathognomonique. En effet, tous les objets de l'espace situés à notre droite viennent se peindre à gauche de la macula sur la rétine ; ceux situés à la partie supérieure viennent frapper la rétine au dessous de la macula ; il est donc facile de comprendre que si nous trouvions une absence du champ visuel à la partie supérieure, c'est la partie inférieure de la rétine, qui sera décollée; si le champ visuel manque à droite, le décollement existera à la partie gauche.

Cette lacune du champ visuel est toujours constante et en rapport parfaitement exact avec les lésions anatomiques.

La perception des couleurs est notablement troublée et seules les couleurs éclatantes sont perçues ; les nuances intermédiaires font défaut. Dans les décollements étendus toutes les couleurs se confondent dans une teinte grise uniforme.

Quand l'œil malade est le siège d'une cataracte, la recherche du champ visuel peut encore être faite. Pour cela il faut se servir de deux lumières dont l'une immobile doit toujours être fixée par le malade, et l'autre est promenée périphériquement dans les différentes directions de l'espace. Si la rétine est saine le malade doit voir la seconde lumière dans toutes les directions ; si elle disparaît dans une partie du champ visuel c'est que la partie opposée de la rétine est altérée et le siège d'un décollement.

De tous les symptômes subjectifs, l'*examen périphérique*

du champ visuel est de beaucoup le plus important, car il nous renseigne d'une façon très précise et sur les limites et sur le siège de la lésion. De plus, nous pouvons suivre jour par jour et traduire mathématiquement les améliorations ou les aggravations de la maladie:

ETIOLOGIE ET ANATOMIE PATHOLOGIQUE.

Avant d'étudier le mode même de production du décollement rétinien il se faut bien rappeler que le décollement n'est pas à proprement parler une entité morbide, mais bien un accident consécutif à des affections des organes qui l'entourent, c'est-à-dire la choroïde et le corps vitré. Mais comment ces lésions agissent-elles pour produire le décollement, agissent-elles seules et isolées ou concourent-elles à la production, là existent des différences d'appréciation ? Pour les exposer d'une façon méthodique il nous faut accepter une classification et nous prendrons celle qui est généralement admise et que nous trouvons dans les traités d'ophtholmologie de Jæger et Wecker, de Maurice Périn, et Warlomont, de notre maître Ed. Meyer.

Nous diviserons donc les décollements rétiniens suivant leurs modes principaux de production en trois classes :

1° Décollement par *distension* ;
2° Décollement par *soulèvement* ;
3° Décollement par *attraction.*

Décollement par distension. — C'est le mode de décollement de beaucoup le plus fréquent. On le rencontre dans la myopie à marche progressive se compliquant de sclérectasie postérieure. Comment cette faible élongation du diamètre antéro-postérieur de l'œil peut-elle amener le décollement rétinien.

De Græfe a donné le premier l'explication suivante dans le mouvement d'extension du diamètre antéro-postérieur de l'œil, les différentes membranes enveloppantes de l'œil sont entraînées ; la sclérotique entraîne avec elle la choroïde à laquelle elle est intimement unie, et comme cette membrane est très élastique elle cède facilement; la rétine, au contraire, présentant une élasticité moins grande et se trouvant fixée à ses deux extrémités tendrait à prendre une direction rectiligne, mais comme ses attaches à la membrane choroïdienne sont très lâches et peu adhérentes, elle se décollerait très facilement, surtout s'il se produisait entre la choroïde et la rétine une exsudation, par suite un trouble de circulation quelconque dans la première de ces membranes, comme c'est pour ainsi dire la règle dans tous les cas de myopie très prononcée.

La rétine pourrait d'autant mieux céder à une force agissant de dehors en dedans que le corps vitré ne lui prêterait plus un point d'appui et serait ramolli précisément au niveau où se produit le décollement. Car *Arlt* a fait remarquer depuis déjà longtemps et à appelé l'attention des médecins sur ce fait, que dans les cas de sclérectasies postérieures le corps vitré était liquéfié dans la portion du corps vitré contiguë à l'éctasie, tandis que le reste du corps vitré avait conservé sa consistance normale. De Graefe aussi avait souvent vu, en examinant les yeux atteints de sclérectasie postérieure, survenir brusquement à la partie postérieure du corps vitré, une opacité assez étendue, et a contours nets. Sa couleur présentait une teinte grisâtre uniforme et elle paraissait avoir des mouvements ondulatoires, et cela d'une façon tellement sensible que si l'on n'y prêtait qu'une attention distraite on pourrait croire à l'existence d'un décollement rétinien. Mais si l'on examine nettement les limites de cette partie opaque, on constate que la rétine a conservé sa place normale et que les vaisseaux sont situés au-dessous de cette opacité et ne présentent aucune différence de niveau. Cette opacité entraînerait toujours d'abord le décollement de l'hyaloïde et consécutivement celui de la rétine.

Pour bien comprendre le mécanisme du décollement rétinien par distension il faut bien comprendre comment se comportent le corps vitré et les liquides sous et anti-rétiniens. Pour cela il nous faut analyser complètement les travaux de Iwanoff et Henle et Gouveâ.

Pour les deux premiers de ces auteurs, la membrane hyaloïde n'existe pas à l'état de membrane propre et ce n'est que par un vice de préparation que l'on a cru à l'existence de cette membrane vitreuse. Si on fait une coupe des membranes de l'œil et du corps vitré, on voit nettement sous le champ du microscope que rien ne sépare la membrane limitante interne de la rétine de l'humeur vitrée. Mais si le corps vitré s'est séparé de la rétine, les couches avoisinant cette membrane sont très condensées et ont tout à fait l'aspect d'une membrane homogène et amorphe. La membrane limitante interne de la rétine ne présente plus une surface lisse ; mais elle est couverte de petites saillies vésiculaires semblables à des grains de millet et qui sont dues à la présence d'une substance amorphe entre cette membrane et la terminaison triangulaire des fibres radiées dont de fines ramifications filiformes viennent se perdre dans ces vésicules. Dans les parties avoisinantes, qui sont restées adhérentes à la rétine, l'union du corps

vitré et de la couche la plus interne de la rétine devient
tellement intime que si on cherchait à les séparer on arri-
verait plus tôt, suivant Jæger et de Wœcker, à arracher la
couche limitante de la rétine qu'à isoler le corps vitré.

De plus, Iwanoff et Gouveâ ont démontré l'identité absolue du liquide épanché en avant et en arrière de la rétine.
Ce liquide très fortement albumineux, d'un jaune plus ou
moins foncé, contient toujours suivant, Poncet (de Cluny),
des cellules épithéliales pigmentaires, provenant du feuillet
interne de la choroïde, plus ou moins dégénérées. On y
trouve aussi des globules blancs, des globules inflammatoires et purulents, du sang, des vésicules colloïdes, des cellules de tissu fibreux embryonnaires, des cristaux de
cholestérine et d'hématine. Dans le liquide post-rétinien
Iwanoff a rencontré des bâtonnets et des cônes en nombre assez considérable, ces éléments nerveux s'étaient
séparés au moment où la rétine avait été décollée de sa limitante interne.

Ces faits exposés, comment se produit le décollement?
Quand le diamètre antéro-postérieur s'allonge, comme
c'est la règle dans la myopie progressive, avec staphylome
postérieur ou antérieur, le corps vitré reste le même sans
pouvoir s'allonger, il se produit donc un espace vide qui se
trouve immédiatement comblé par de la sérosité. Mais
comme suivant ces auteurs le corps vitré ne possède pas
de membrane propre et qu'il adhère avec la membrane limitante interne, cette dernière reste adhérente au corps
vitré et se détache de la rétine et c'est encore au-dessous
de cette membrane que se fait l'épanchement. La rétine se
décolle ensuite elle-même en totalité, quelque fois même
immédiatement en même temps que sa membrane limitante
externe à laquelle elle adhère fortement.

Ce mode de décollement de la rétine précédé et causé par

le décollement du corps vitré avait déjà été signalé depuis longtemps par Muller et Stellwag von Carion. Iwanoff frappé de cette coïncidence attribue le décollement de la rétine à deux causes : la première, la traction exercée sur la rétine par les adhérences du corps vitré; la seconde, le défaut de soutient de cette membrane par suite du retrait du corps vitré. Cette explication rend compte du mode rapide de production du décollement de la rétine, et du mouvement de fluctuation et de déplacement de cette membrane, car il faut bien admettre en avant de la partie décollée la présence d'un liquide très fluide, pouvant permettre les mouvements ondulatoires de la membrane décollée, et s'il existait un liquide d'une densité égale au corps vitré ces mouvements ondulatoires ne seraient plus possibles.

Jæger et de Wecker ont émis l'opinion suivante. La sécrétion du liquide se faisant toujours progressivement et venant comprimer le corps vitré dans le sens antéro-postérieur, celui-ci ne peut plus céder à la pression, se détache des parois rétiniennes latérales en déchirant la rétine, et alors par cette ouverture le liquide antirétinien se glisse entre les membranes et décolle la rétine de la choroïde.

Pour défendre cette hypothèse ces auteurs se basent sur les faits suivants : 1° la membrane limitante externe, qui est la partie la plus résistante de la membrane nerveuse, est déjà soulevée par points multiples sur toute sa surface et par conséquent moins résistante ; 2° l'adhésion beaucoup plus intime que le corps vitré a contractée avec la rétine sur toute la phériphérie de son décollement a favorisé beaucoup la production à ce niveau d'une déchirure quand le refoulement du corps vitré exerce une traction un peu violente sur la rétine. D'ailleurs la présence fréquemment constatée de ces déchirures dans les régions périphériques du décollement rétinien vient ajouter une valeur plus grande encore à cette hypothèse.

Décollement par soulèvement. — Quelles sont les causes qui peuvent donner lieu au soulèvement de la rétine. Nous trouvons : 1° l'hémorrhagie rétiniene; 2° l'effusion séreuse et l'œdème rétinien, en laissant de côté, bien entendu, les tumeurs sarcomateuses qui proviennent de la choroïde et les gliomes rétiniens, les quels cas ne rentrent plus dans notre question.

Ce mode de production du décollement a son siège principalement dans l'hémisphère postérieur de l'œil. Là, en effet, la rétine adhère beaucoup plus facilement avec la choroïde au pourtour du nerf optique, qu'au niveau de l'équateur de l'œil. De plus, ses couches sont beaucoup plus épaisses et offrent beaucoup plus de résistance à la production d'une déchirure qu'au niveau de l'ora serrata.

On comprend aisément qu'une hémorrhagie de la choroïde consécutive soit à un traumatisme, soit à une rupture vasculaire, ne pouvant pénétrer dans le corps vitré à travers la rétine qui la bride, la décolle s'étende, eu égard à la disposition de la membrane, en larges nappes, et produise un décollement de toute cette partie de la rétine.

Qu'un obstacle au cours du sang veineux se produise dans la partie rétro-bulbaire de la cavité orbitaire, soit par une tumeur, soit par une lésion vasculaire, par suite de la stase sanguine, il se fera une suffusion séreuse qui traversera les tuniques des vaisseaux choroïdiens et un épanchement mécanique se produira entre ces deux membranes, la rétine ne se laissant pas transuder le liquide. Un œdème rétinien, dû à un état inflammatoire de ces deux membranes, peut être aussi le point de départ du décollement. En effet, dans l'œdème rétinien, Iwanoff a démontré qu'entre la couche granuleuse interne et la couche des fibres, il se forme de larges cavités qu'il a appelées kystes colloïdes, dans lesquels le liquide transfusé vient se collecter et qui peuvent, en se réunissant les unes aux autres, produire le décollement de la rétine.

Dans tous ces cas, il faut bien admettre qu'il s'est produit préalablement une lésion quelconque du côté du corps vitré. Comment la rétine pourrait-elle être projetée en avant, si le corps vitré avait conservé sa consistance normale. La coque oculaire étant inextensible, il faut bien qu'une partie de l'humeur vitrée se soit ramollie d'abord et troublée ensuite, pour permettre au liquide sous-rétinien de venir prendre sa place. Ce second mode de *décollement* n'a donc pas de limites bien tranchées avec le premier que nous avons exposé plus haut.

Décollement par attraction. — Si dans une opération de cataracte, par exemple, on laisse échapper une certaine quantité de corps vitré, la membrane rétinienne suit le mouvement de propulsion en avant et se sépare de la choroïde ; la diminution brusque de la pression intra-oculaire permettant au sérum de transuder à travers les parois vasculaires, il se reproduit un décollement rétinien. Ce fait se présente surtout chez les vieillards qui, souvent à cette période de la vie, sont atteint dans certain dégré d'athérome des parois vasculaires. Le décollement n'a pas même besoin, pour se produire, qu'il y ait perte du corps vitré. La détente qui succède à l'expulsion brusque de la cataracte suffit quelquefois, quand les parois vasculaires présentent un degré assez prononcé d'athérome.

Qu'une blessure intéressant la totalité des membranes se produise au niveau de l'équateur de l'œil, dans la région ciliaire, la cicatrisation se produira au moyen d'un tissu inodulaire qui subira, comme tout tissu cicatriciel, un mouvement de rétraction, et, comme il adhérera à la rétine, il tendra à attirer cette dernière dans une direction recti-.igne. La choroïde restant unie à sa sclérotique, grâce à ses connections plus intimes, la membrane nerveuse se séparera de la rétine et sera entraînée de manière à former un espèce d'entonnoir dont le sommet répondra à la papille. C'est ce qui se produit dans les décollements consécutifs aux cyclites. Un tissu inodulaire, se formant dans toute la région ciliaire de l'œil, entraîne toute la rétine en avant, en la décolant de façon à lui faire figurer une corolle de convolvulacée.

Qu'un corps étranger pénètre dans le corps vitré et produise, ou par sa présence, ou par sa pénétration, une inflammation, nous verrons alors se produire une prolifération des cellules rondes d'abord au niveau du point enflammé ou du corps enkysté. Ces cellules rondes se transformeront alors en cellules fusiformes et étoilées, et enfin en tissu fibrillaire, comme l'ont démontré Schweiger, Schies-Gemuseus et H. Muller, qu'arrivera-t-il alors ? C'est que ces fibres, traversant en tous sens le corps vitrés, adhéreront, par leurs extrémités, à la surface rétinienne. Plus tard, quand ce tissu de nouvelle formation subira la rétraction cicatricielle, la membrane rétinienne sera attirée vers la partie centrale du globe oculaire, et, par suite, décollée de la choroïde sous-jacente.

C'est de cette façon que se produisait le décollement rétinien que l'on voyait si souvent survenir à la suite de l'opération de la cataracte par abaissement. La lentille opacifiée jouant là le rôle de corps étranger, donnait lieu

à un travail inflammatoire du corps vitré de la région ciliaire.

Telles étaient les opinions émises antérieurement et
la classification adoptée sur l'étiologie de cette maladie ;
mais il est facile de voir combien ces trois classes sont peu
nettement séparées et combien les hypothèses émises sont
sujettes à controverser. C'est pourquoi de nouvelles recher-
ches ont été faites à nouveau sur ce point encore si obscur
et la pathologie oculaire. *M. Poncet* (de Cluny) pensant non
sans raison que c'est à l'anatomie pathologique que l'on
doit surtout demander des éclaircissements a publié en 1875,
une étude très approfondie de cette question sur laquelle
il a basé une nouvelle théorie pathogénique. Nous allons
résumer brièvement cet important travail.

Cet auteur pose d'abord en principe que tout décollement rétinien s'accompagne toujours d'une inflammation
et consécutivement d'une rétratacion du corps vitré. Voilà
quelle serait la marche de cette affection qu'il a divisée en
quatre périodes.

L'altération commence par la dégénérescence colloïde de
la couche des cônes et des bâtonnets. En effet, en examinant au microscope, on voit de longues et larges travées
présentant les différents degrés de la transformation colloïde. Ces altérations avaient déjà été signalées par Iwanef,
sous le nom de disposition en arcade, comme un œdème
rétinien; mais entre ces faisceaux des fibres de Müller,
le micrographe n'avait pas découvert de membranes
d'enveloppe et avait cru à l'existence d'un liquide libre.
M. Poncet a pu, grâce à la méthode qu'il a employée, dé-
montrer entre ces arcades l'existence des cellules nerveuses

à divers états de dégénérescence colloïde ; les **unes** ont conservé leur volume, les autres ont décuplé : les mêmes altérations gagnent les cellules sympathiques. Ces cellules se réunissent les unes aux autres, et, le liquide épanché, se trouve collecté entre le feuillet anhyste de la choroïde et la rétine. Les cellules pigmentaires de la choroïde, sous l'influence de la macération, subissent la dégénérescence colloïde à différents degrés, se détachent de la membrane vasculaire et viennent se déposer sur la membrane limitante interne. Elles traversent bientôt cette membrane viennent s'infiltrer dans les cellules voisines du corps vitré qui subissent à leur tour la dégénérescence colloïde ; il se fait alors une sécrétion d'un liquide nouveau à la face interne de la rétine décollée, liquide qui diffère du corps vitré par sa consistance et par la teinte qu'il prend dans le liquide durcissant. De la face interne de la rétine décollée partent des travées du tissu connectif de nouvelle formation qui sont les traces de ce travail inflammatoire du corps vitré. Tel serait le premier degré du décollement rétinien pour M. Poncet. A ce degré, la membrane rétinienne n'a pas encore perdu définitivement sa sensibilité, et sa disposition normale n'est pas encore modifiée d'une façon apparente ni à l'œil nu, ni à l'ophthalmoscope. Si la maladie suit une marche croissante, le liquide sous-rétinien continue à être sécrété en plus grande abondance; la rétine étant fixée d'une façon absolue à ses deux extrémités, au point de pénétration du nerf optique et à son insertion ciliaire, la partie intermédiaire vient proéminer en avant et prendre la forme d'une fleur de convolvulus. Tel serait le second degré.

Puis la rétine, toujours repoussée en avant, et le corps vitré subissant de plus en plus la transformation fibreuse, se replie de plus en plus sur elle-même, en formant un pédicule qui s'insère à la pupille optique. Cette masse contient dans ses replis et la rétine et les restes du corps vitré; le cristallin subit la transformation graisseuse. Cet état serait le troisième degré.

Enfin, quand l'affection est très ancienne et a été la suite d'une désorganisation complète de l'œil, par exemple à la suite de la perforation de l'œil et de l'issue du cristallin comme dans l'ophthalmie purulente, non seulement la rétine est décollée, mais la choroïde elle-même est séparée de la sclérotique et ses différentes lames sont dissociées les unes des autres par le liquide épanché qui contient des cristaux de cholestérine, des corpuscules inflammatoires et des cellules pigmentaires en voie de dégénérescence colloïde. A ce moment, 1 décollement devient donc plutôt sous-sclérotical.

Mais cette division, comme le fait très bien remarquer le savant observateur, n'est pas une division absolue ; très souvent, dit-il, on rencontre dans la clinique ces lésions mélangées les unes aux autres, et empiétant l'une sur l'autre ; ce n'est qu'une division théorique pour faciliter la position et la description des lésions.

« L'essentiel, dit l'auteur, est de connaître le développement graduel des symptômes que nous résumons ainsi :

« 1° Sécrétion d'un liquide en avant de la tunique fibreuse choroïdienne, et en arrière de la limitante interne de la rétine.

« 2° Macération et dégénérescence de la couche pigmentaire épithéliale qui se détache en partie ; dégénérescence de la membrane nerveuse.

« 3° Imbibition du liquide en dedans de la limitante interne, migration du pigment altéré dans le corps vitré ; inflammation de celui-ci d'où transformation muqueuse puis fibreuse.

« 4° L'inflammation du corps vitré en amène le ramollissement, puis la diminution de volume, et comme phénomène concomitant, la sécrétion d'un nouveau liquide sous-rétinien.

« Dans le mécanisme de pression extérieure et d'attraction intérieure, la rétine fixée à la zone ciliaire et à la papille, se plisse à la partie moyenne, d'où la disposition en convolvulus. »

En 1878, *E. Rœhlmann* a publié dans *Albrecht von Grœfe Archiv für Opthalmologie* une étude sur le décollement rétinien, et a donné une nouvelle théorie sur l'étiologie de cette affection.

Ayant fait des injections avec une solution salée dans le corps vitré, chez des chiens et chez des lapins, cet auteur est parvenu à obtenir artificiellement le décollement rétinien, et il a expliqué cette production du décollement rétinien par un trouble survenu dans la diffusion entre le corps vitré et le liquide nourricier fourni par la choroïde ; il admet la même cause chez l'homme. En effet, dit-il, le corps vitré n'ayant pas de vaisseaux propres, tire sa nutrition de la choroïde ; or, la rétine peut être considérée comme un diaphragme animal, à travers lequel s'opère une diffusion entre le plasma fourni par les vaisseaux et le corps vitré. Si donc le courant de diffusion venait à être troublé par suite de différence dans la densité du corps vitré, et que le liquide du corps vitré passât plus facilement à travers la rétine que le liquide albumineux fournit par la choroïde, ce dernier s'amasserait derrière la rétine et produirait le décollement rétinien. Ce qui donnerait un haut degré de vraisemblance, au dire de l'auteur, à ce mode de production, c'est que dans tous les cas de décollement rétinien on constate des signes manifestes de ramollissement du corps vitré, et par conséquent de diminution dans sa densité. Ce ramollissement serait donc le point de départ du décollement rétinien, et pourrait produire celui-ci en l'absence de toute affection rétinienne ou choroïdienne.

Tel est le résumé succinct du travail de cet éminent expérimentateur. Mais ces conclusions ne doivent être admises que comme valeur hypothétique. En effet, de ce que le décollement rétinien se soit produit dans ses expériences en augmentant la proportion saline de la masse du corps vitré, il reste à prouver que dans le décollement rétinien la proportion des sels de l'humeur vitrée a augmenté, mais jusqu'à présent aucune analyse n'a pu être faite, et d'ailleurs personne n'oserait extraire une certaine quantité de corps vitré pour le soumettre à l'analyse dans un cas de décollement rétinien, et ainsi diminué encore la résistance qui s'oppose l'augmentation du décollement rétinien, et par conséquent encore augmenter les tendances progressives de la maladie. Dailleurs même, il resterait à prouver que cette différence dans la proportion saline du corps vitré est bien la cause même de la maladie, et non sa résultante, c'est-à-dire que cette modification dans la consistance du corps vitré a précédé les altérations des membranes de l'œil.

Et comme cette constatation n'a pu encore être faite et peut difficilement être faite, on ne peut qu'émettre une hypothèse, car on ne peut conclure d'une série de faits plus que ces faits ne comportent. En un mot, de ce que la proportion saline du corps vitré étant changée le décollement se produit, on ne peut conclure que dans tous les cas où lè décollement se produit, ce doit être à cette cause qu'il faut l'attribuer. =

M. le Dr Dianoux, dans un tout récent travail qu'il vient de faire paraître sur le traitement du décollement rétinien et publié dans le 1er numéro des Archives d'ophthalmologie de M. le professeur Panas, fait rentrer le mode de production de cette affection dans la genèse commune à toutes les hydropisies, et toute cause telle que « congestion dans un œil atteint de myopie progressive ou de scléro-choroïdite antérieure, excès de travail, irritation mécanique par une tumeur, répercussion du froid, traumatisme, etc. ; tous ces agents d'irritation tendent à produire une exsudation, absolument comme dans la cavité crânienne tend à se produire une hydrocéphalie aiguë. »

Et, poursuivant son analogie, le savant ophthalmologiste de Nantes nie la nécessité préalable d'un ramollissement du corps vitré, car la coque oculaire, suivant lui, n'est pas plus résistante que les éléments osseux et tégumentaires constituant la cavité cérébro-spinale, et malgré la présence du liquide cérébro-spinal l'épanchement hydrocéphalique se produit. « On comprend, dit-il, que le liquide céphalo-rachidien puisse, sous l'influence d'une pression exagérée des vaisseaux, se résorber pour faire place à un exsudat rapidement sécrété; pourquoi n'en serait-il pas de même du corps vitré? » Puis, prévoyant l'objection que l'on pourrait lui faire sur la différence dans la composition et la consistance de ces deux corps, il ajoute : « Le liquide rachidien est un liquide pur et simple, d'accord, mais l'humeur vitrée, pour être un tissu, n'en contient pas moins de 95 0/0 et plus de liquide dans ses éléments constituants. Il est soumis à une sécrétion et à une résorption continue comme tous les liquides de l'économie.

A cela sont destinés et les espaces de Fontana dont on
parle tant et les grosses veines de la choroïde dont on parle
si peu. A tout bien considérer, il peut perdre une plus ou
moins grande quantité de ses éléments liquides, aussi rapidement, et par le même mécanisme que le liquide céphalo-
rachidien. Dès lors, il peut faire place à un liquide séreux,
lequel, sécrété par la choroïde, refoulera la rétine plus
adhérente à sa limitante, peu perméable ou même imper-
méable, qu'à sa couche pigmentaire, ainsi que les faits le
démontrent chaque jour. Il n'est pas même besoin d'une
bien forte pression, puisque, en général, le tissu de l'œil
est en pareil cas plutôt diminué.»— Malheureusement cette
opinion n'est qu'une affirmation personnelle, et obtenue
par une comparaison inexacte. Je ne crois pas, en effet,
qu'on puisse trouver une analogie quelconque entre la
production d'une hydropisie cérébrale et un décollement
rétinien. Car si la cavité cérébro-spinale présente une ex-
tensibilité plus grande encore que la tunique oculaire, par
contre il faut bien compter que le liquide cérébro-rachidien,
lui, est contenu dans l'épaisseur de la pulpe cérébrale,
dont il peut dissocier les éléments et, par conséquent, peut
subir une notable augmentation en s'infiltrant à travers
les éléments nerveux qu'il comprime, et n'a nullement besoin d'être résorbé pour faire place à un liquide nouveau.
Dans l'œil, au contraire, la production de l'épanchement
inflammatoire se trouve empêchée par la présence d'un
autre liquide retenu, il est vrai, entre les mailles cellulaires, mais incompressibles; il faudra donc que, forcément,
une partie de ce dernier soit résorbé. Mais pour se resor-
ber, il faut qu'il ait déjà subi un certain degré de liquéfaction, qui se traduit par une diminution dans la consistance
du globe oculaire, phénomène constant dans tous les cas

de décollement rétinien. N'est-il pas plus rationnel d'admettre que le corps vitré n'ayant pas de vaisseaux propres, mais exerçant ses échanges nutritifs avec les membranes vasculaires voisines, subit, par contre coup, des altératicns dans sa consistance quand, par suite de troubles pathologiques, la circulation sanguine ne se fait plus d'une façon normale, et par conséquent les échanges nutritifs ne peuvent se faire comme à l'état physiologique. C'est pourquoi dans la grande majorité des cas le décollement rétinien n'est qu'une complication d'une choroïdite ou d'une iridochoroïdite.

Pour nous, nous basant sur le rapide exposé des opinions que nous venons rapidement d'énumérer, et surtout sur les renseignements fournis par l'anatomie pathologique, si bien décrits par M. Poncet, nous croyons que l'on peut expliquer la production du décollement rétinien de la manière suivante :

Sous l'influence d'une inflammation chronique de la choroïde il se produit une certaine stase dans les capillaires sanguins, et par conséquent les liquides nourriciers n'arrivent plus aux éléments cellulaires avec leur qualités normales ; la nutrition de la couche pigmentaire de la choroïde est la première altérée ; ses cellules subissent d'abord la dégénérescence colloïde et forment, derrière la rétine, un réseau en arcade, qu'Ywanoff a décrit ; ces cellules se fusionnent les unes aux autres, détruisant les faibles adhérences conjonctives existant entre la couche des cônes et des bâtonnets et la couche pigmentaire choroïdienne. D'un autre côté, le corps vitré, lui-même, subit un certain degré de liquéfaction, ne pouvant par suite des troubles circulatoires de la choroïde acquérir les sucs nécessaires à sa propre nutrition, et son tissu se rétracte.

La tension du globe oculaire étant diminuée et la rétine n'étant plus maintenue fortement appliquée contre les autres membranes enveloppantes de l'œil, d'une part, et étant, pour ainsi dire, décollée de la choroïde par la dégénérescence colloïde des cellules pigmentaires, cède en un point et vient proéminer dans l'intérieur de l'œil, obéissant aux lois de l'élasticité. Immédiatement un liquide séreux provenant par exsudation des vaisseaux choroïdiens vient occuper l'espace resté vacant, et le champ de la nutrition du corps vitré se trouvant ainsi de plus en plus limité, son ramollissement et son retrait devient de plus en plus grand, et le décollement augmente de plus en plus, à moins qu'une médication énergique ne vienne remédier à cet état de choses.

Telle doit être, croyons nous, la marche suivie par cette affection dans la plus grande généralité des cas. Et si nous ne constatons pas les phénomènes primordiaux, c'est que presque toujours nous ne voyons les malades que quand le phénomène ultime, le décollement, s'est produit. Maintenant, on nous objectera que ce mode étiologique étant vrai, on devrait rencontrer le décollement rétinien dans toutes les affections de la choroïtide, ce que, heureusement, on est loin de constater.

Mais à cela je répondrai, c'est que probablement, et même certainement, toutes ne portent pas un trouble égal dans la nutrition du corps vitré, le principal facteur du décollement rétinien. Ce dernier peut soit s'ouvrir une voie nouvelle pour extraire ses liquides nourriciers, soit plutôt établir un courant plus rapide et plus intense à ses échanges nutritifs par les voies normales non encore altérées.

Dans les décollements rétiniens survenant brusquement

et consécutivement au traumatisme, nous croyons que la marche doit être différente. Probablement sous l'influence du choc, la sclérotique et la choroïde cèdent; la rétine, au contraire, fixée à ses deux extrémités se redresse, arrachant les faibles liens connectifs qui la retiennent à la choroïde, et consécutivement l'épanchement séreux vient à s'interposer entre les deux membranes décollées, faisant proéminer peu à peu la rétine décollée dans le corps vitré, suivant le mouvement de rétraction qui se produit dans le corps vitré consécutivement à un trouble nutritif que cet état pathologique n'a pas tardé à produire.

Loin de nous la prétention de vouloir donner ce mode d'évolution comme la vraie marche de la maladie, mais nous croyons pouvoir dire que c'est celle que nous pensons être le plus en rapport tant avec les données actuelles de l'anatomie pathologique de cette affection qu'avec celles fournies par la pathologie générale.

PRONOSTIC ET MARCHE DE LA MALADIE.

De toutes les affections oculaires le décollement rétinien est une de celles dont le pronostic est le plus grave, et qui menace le plus l'œil atteint d'une abolition complète de la vision. En effet, les cas de guérison spontanés quoique signalés par beaucoup d'ophthalmologistes, Berlin, Bowmann, Wecker, etc., sont encore excessivent rares et ne se sont produits que dans des cas exceptionnels, soit consécutivement à l'ouverture d'un abcès rétro-orbitaire qui avait produit le décollement, soit à la suite d'une rupture de la rétine qui avait permis au liquide épanché de se répandre dans le corps vitré et d'être résorbé, la rétine pouvant ainsi reprendre sa place habituelle. Mais malheureusement dans la grande majorité des cas, la maladie suit une marche progressive et entraîne la perte complète de la vision si un traitement énergique n'intervient pas.

Longtemps cette maladie aussi fréquente que le glaucome (1—0,9 0/0 suivant de Wecker, 5/1000 suivant Hirgsberg) avait été regardée comme incurable et devant les nombreux insuccès des méthodes si variées, préconisées jusqu'à ce jour, cette croyance n'avait fait que s'affermir de plus en plus.

Cependant quelques faits dûs à l'emploi méthodique des dérivatifs avaient été signalés et rapportés par plusieurs ophtalmologistes. Sichel, Steffan, Liebreich, Galezowski, etc.

Ainsi, quand les propriétés si énergiques du jaborandi furent mis en lumière, grâce aux travaux de Vulpian et Al. Robin, a-t-on songé à les employer contre cette affection, etles résultats heureux que vient de publier M. le Dr Dianoux, joints à ceux que nous rapportons, semblent devoir faire modifier et rendre un peu moins sombre le pronostic de cette terrible affection. Hâtons-nous de dire qu'il ne faut pas encore aller au delà des faits observés. Certes, il est certain que l'on obtient ainsi une grande amélioration, une quasi guérison, mais hélas ce peut n'être qu'un simple temps d'arrêt, etune nouvelle récidive peut se produire dans un temps plus ou moins éloigné, si la maladie première qui a produit le décollement reprend sa marche progressive.

Il nous faut donc classer ces affections au point de vue de leur origine en deux classes :

1° Les décollement d'origines traumatiques survenant dans un œil sain Là le pronostic est beaucoup plus bénin, en effet, le décollement n'est qu'un simple accident et aucune altération pathologique antérieure de l'œil ne vient empêcher la résorption du liquide ni le reproduire après la réapplication de la rétine ; l'affection étant pour ainsi dire restée limitée et n'ayant point entraîné d'altérations de voisinage, soit du côté de la choroïde soit du corps vitré. Plus l'accident est récent, naturellement plus la guérison est rapide et complète.

2° Mais dans tous les autres cas la cause première de l'affection est une altération morbide de la membrane sous-jacente, comme dans la choroïde atrophique ou l'irido-choroïdite ; là le pronostic est beaucoup plus réservé, car d'abord il faut agir et contre l'épanchement et contre la maladie qui l'a produit. De plus il faut empêcher, la guérison une fois obtenue, que la maladie, cause première du décollement rétinien, ne reprenne une marche progressive et occasionne un nouvel épanchement.

Dans ces cas, plus l'affection est récente, plus rapide est la guérison, et si le malade consent à prendre ultérieurement les soins hygiéniques et médicaux nécessaires pour empêcher la marche progressive de la maladie primitive, dont le décollement n'a été que la complication, l'épanchement ne se produira pas et l'amélioretion obtenu restera définitive.

Malheureusement il est loin d'en être généralement ainsi. Souvent les malades viennent réclamer nos soins quand la maladie existe déjà depuis longtemps et que la rétine a subi des altérations définitives qui ne lui permettent plus de récupérer sa sensibilité spéciale. Enfin le plus souvent les malades négligent, soit par une malencontreuse insouciance, soit par nécessité, les conseils que nous leur avons donnés, et l'affection se reproduit en entraînant de nouveaux désordres que, cette fois, le traitement ne peut plus pallier.

Il ne faut pas oublier non plus que, comme généralement la maladie, cause première du décollement, est une maladie commune aux deux yeux, quand un premier accident se produit d'un côté, il y a lieu de craindre que l'autre œil ne subisse le même sort, sous l'influence de la moindre cause occasionnelle et ainsi amène une cécité absolue.

TRAITEMENT.

La pathogénie de cette affection n'étant pas fixée et un grand nombre de théories ayant été données, fatalement un grand nombre de méthodes de traitement ont été préconisées et mises en pratique par les différences ophthalmologiques.

Nous les diviserons en deux principales.

La première a recours aux moyens médicaux;

La seconde à l'intervention chirurgicale.

Et avant de passer à l'exposition détaillée des différents moyens préconisés par les auteurs, nous devons étudier rapidement et exposer laquelle des deux méthodes nous préférons.

TRAITEMENT MÉDICAL.

De tous les cas de guérison ou d'amélioration le plus grand nombre sans contredit sont ceux dus à l'emploi seul des différents moyens antiphlogistiques et dérivatifs sans aucune intervention chirurgicale, et devant le peu de succès consécutif aux différents moyens chirurgicaux la plus grande majorité des ophthalmologistes étaient revenus à l'ancienne médication, et, découragés avaient cessé toute intervention directe.

Et en en effet c'est que l'intervention chirurgicale n'agit que temporairement et seulement contre l'accident, c'est-à-dire, contre l'épanchement, et non contre la maladie, cause première du mal.

On ne peut même, je crois, comparer la valeur thérapeutique des deux méthodes, qu'à celle employée contre la pleurésie, comme l'a fait du reste M. le Dr Dianoux (1). Dans l'une et dans l'autre affection l'évacuation chirurgicale du liquide épanché n'amène pas la guérison et même au contraire est un danger de plus, en introduisant un nouvel élément inflammatoire.

Quel est le médecin qui ne préfère encore obtenir la résorption lente et sûre par les divers dérivatifs et antiphlogistiques d'un épanchement pleurétique et éviter les dangers que fait courir sa brusque disparition par la thoracentèse. Pour le décollement rétinien il doit en être ainsi et on doit toujours chercher à obtenir la guérison par l'emploi des divers moyens médicaux, que nous allons indiquer plus loin, pour plusieurs motifs :

1° En effet cette méthode donne des résultats très satisfaisants, comme en font foi les observations de M. le Dr Dianoux et celles que nous publions plus loin.

2° Elle répond le mieux aux données actuelles de la physiologie pathologique en agissant contre l'épanchement dont il provoque la résorption, et contre l'affection inflammatoire qui lui a donné naissance.

3° Elle est complètement inoffensive et ne peut entraîner aucun accident fâcheux pour l'œil atteint, chose malheusement assez fréquente après l'emploi des divers moyens chirurgicaux.

(1) Loc. cit.

4° Elle ne nécessite ni un outillage ni une habileté opératoire spéciale. Elle peut être mise en pratique par toute personne appartenant à la profession médicale.

5° Enfin elle laisse toujours, si l'effet ne répond pas aux exigences conçues, le chemin libre à l'intervention chirurgicale qui doit toujours être réservée en dernier lieu et quand l'emploi méthodique des moyens médicaux a échoué.

Nous allons donc passer rapidement en revue les diverses méthodes de thérapeutique médicale et chirurgicale.

La première méthode proposée reposait sur l'emploi combiné des moyens suivants :

1° Repos au lit dans le décubitus dorsal pendant une durée de quinze jours à trois semaines dans une chambre obscure.

2° Application pendant la même période d'un bandeau compressif fortement serré, comme Samulshonn l'avait préconisé.

3° Emploi méthodique soit de purgatifs légers tous les deux jours, soit des dérivatifs plus énergiques, tels que le calomel à dose fractionnée, sublimé corrosif, diurétique.

4° Enfin des applications fréquemment renouvelées de ventouses Heurteloup à la tempe.

Tel a été pendant longtemps le mode de médication employé par tous les ophthalmologistes et qui a donné quelques fois d'heureux résultats entre les mains de Leibreich, Sichel et de Wecker. Comment agissaient ces divers moyens?

Le repos au lit avait pour but de mettre le malade dans un repos absolu, de supprimer tout mouvement communiquant ou transmis à la coque oculaire, d'empêcher le tiraillement des bords periphériques de la poche rétinienne décollée et par conséquent de supprimer toute cause pouvant augmenter le décollement produit.

Les mouvements transmis supprimés par le séjour au lit, les mouvements communiqués se trouvaient aussi empê‑ chés, le séjour du malade dans une chambre obscure sup‑ primant la fonction visuelle de l'œil sain, et plaçant les deux yeux dans un repos presque absolu.

L'application méthodique d'un bandeau compressif for‑ tement serré agissait de deux façons : 1° en amenant par sa compression seule une tendance à la résorption du liquide épanché, comme cela se manifeste dans tout épanchement sous l'influence de tout bandage compressif ; 2° en immo‑ bilisant l'œil atteint et en supprimant ainsi tous les mou‑ vements volontaires et involontaires.

L'application de sangsues ou de ventouses de Heurte‑ loup appliquées à différentes reprises à la tempe agissait en amenant une révulsion locale et surtout une déplé‑ tion rapide de la circulation locale, et par conséquent avait un double effet : elle tendait à établir un mouvement plus rapide de résorption du liquide épanché et agissait comme antiphlogistique contre la maladie inflammatoire cause première du décollement.

Enfin, les purgatifs avaient pour but d'établir un mou‑ vement fluxionnaire du côté de l'intestin et d'ouvrir ainsi comme dans tous les épanchements un flux compensateur qui faciliterait la résorption du liquide épanché. Les diuré‑ tiques, en activant la sécrétion urinaire, et les altérants, en donnant naissance à un mouvement de résorption générale, étaient employés pour obtenir le même résultat.

Malgré les résultats heureux que l'emploi de cette médi‑ cation avait produits entre les mains des divers observa‑ teurs leur nombre malheureusement était trop restreint, et la proportion si grande des non-réussites avaient poussé les chirurgiens à rechercher dans l'emploi de nouvelles méthodes chirurgicales une mode de méthode qui donnait des résultats plus sûrs, et une statistique meilleure.

Cependant le traitement médical fut loin d'être abandonné et fut encore suivi par beaucoup d'ophthalmologistes. Ainsi Grand, dans le Lyon médical du 24 sept. 1876, rapporte un cas de guérison de décollement de la rétine par des applications seules de ventouses de Heurteloup.

Luzinski par l'emploi combiné du repos au lit, du bandeau compressif et l'usage des purgatifs, rapporte 6 cas (Klinisch Monatsblatter für Augenkeilkund) (1) dans lesquels il eut 2 succès complets, 3 améliorations et 1 seul insuccès. Statistique encore très satisfaisante eu égard aux résultats obtenus par les méthodes chirurgicales.

Tel était encore l'état de la question, quand l'apparition du travail de M. Robin, publié dans le journal de M. le professeur Gubler, vint appeler l'attention du monde médical sur les propriétés thérapeutiques si énergiques du jaborandi et de son alcaloïde, la pilocarpine.

Les propriétés altérantes de ce nouveau médicament trouvèrent naturellement leur mode d'emploi dans le traitement des affections inflammatoires des yeux. M. le Dr Gillet de Grandmont, le premier signala les résultats heureux obtenus dans les affections des membranes profondes et tout particulièrement dans le traitement du décollement rétinien. (De l'action physiologique du nitrate de pilocarpine et de ses effets thérapeutiques dans les affections oculaires, travail lu à la Société de médecine pratique en 1878).

Il était donc raisonnable de penser que si l'on combinait deux méthodes, si à la méthode ancienne on ajoutait l'em-

(1) Annales d'oculistique, 1879, tome II, page 261.

ploi du médicament nouveau, on doublerait les chances de succès et l'on obtiendrait plus vite de meilleurs résultats.

C'est, guidé par ces considérations que M. le Dr Meyer institua le traitement suivant :

Comme dans la méthode ancienne, le malade doit garder le repos au lit pendant une période de vingt jours environ, dans une chambre obscure. Un bandage compressif fortement serré est appliqué sur l'œil. Deux fois par semaine un verre d'eau minérale purgative.

Une première application de ventouses de Heurteloup est toujours faite au début du traitement et l'on produit une saignée locale assez abondante et proportionnelle à la vigueur constitutionnelle du sujet (60 à 120 gram.). Puis alors régulièrement on fait le matin à jeun, tous les deux jours une injection sous-cutanée de pilocarpine en commençant par 1 centigramme de chlorhydrate, de façon à obtenir une sudation et une salivation énergiques. On doit recommander avec soin au malade de ne point avaler sa salive et de cette façon on n'a point à redouter les vomissements qui sont très fatigants pour le malade et qui doivent être soigneusement évités surtout dans cette affection.

Nous avons toujours commencé par 1 centigramme, car à cette dose nous avons toujours obtenu une action complète du médicament et nous n'avons eu aucun accident à signaler.

Nous augmentons ensuite progressivement jusqu'à 1 centigramme 1|2 et au plus 2 centigrammes. Nous n'avons jamais dépassé cette dose, car nous avons remarqué que, même en augmentant la dose, on n'obtient pas une action sudative et sialagogue beaucoup plus énergique, et que l'on peut redouter des accidents graves. Ces injections sont faites tous les deux jours de façon à pouvoir laisser le malade se reposer et ne point le fatiguer par une médication trop énergique. Cette méthode de traitement doit être continuée pendant une période de vingt à vingt-cinq jours. Généralement dans le cours du traitement nous faisons une seconde application de ventouses Heurteloup.

Ce traitement est toujours bien supporté par les malades et sauf un léger amaigrissement nous n'avons jamais constaté aucun trouble de la santé générale.

Telle est la méthode que notre maître, M. le Dr Meyer a fait suivre rigoureusement dans tous les cas que nous allons rapporter et qui nous a donné les résultats heureux que nous allons rapporter à la fin de notre thèse. Nous voyons que le rétablissement intégral du champ visuel et l'amélioration de la vue s'est opérée du 15e au 41e jour du traitement et que l'amélioration de la force visuelle a été de 1[40 à 1[6 comme maximum et de 1[40 à 1[17 comme minimum.

M. le Dr Dianoux, de Nantes, a publié dans les Archives d'opthalmologie dans un article dont nous avons déjà parlé, sept observations de décollement rétinien dont six furent suivis d'une amélioration telle que les malades ont pu reprendre leur genre de vie ou leur occupation habituelle et tous ces résultats furent obtenus par des injections de pilocarpine.

La méthode de M. le Dr Dianoux diffère de celle que nous avons décrite, en ce qu'il n'a recours qu'aux injections seules de pilocarpine, qu'il les fait à une dose beaucoup moindre et seulement de façon à obtenir la salivation.

Mais si cette médication a l'avantage de né pas faire garder un repos et un régime aussi sévère au malade, il agit beaucoup moins vite et dure beaucoup plus longtemps. Ce qui est toujours un inconvénient et pour le malade, qui se fatigue à la longue d'un traitement prolongé et pour le médecin qui ne peut souvent garder aussi longtemps ses malades en observation et voir les résultats produits.

De plus, nous croyons que l'on doit s'efforcer d'obtenir la résorption du liquide épanché le plus vite possible, pour permettre aux éléments sensitifs de la rétine de reprendre avec leur situation normale leur sensibilité première, avant que des troubles trophiques n'aient déjà altéré les éléments nerveux.

Comment agit la pilocarpine ?

Pour M. le Dr Dianoux, cet alcaloïde à une action spéciale et locale en agissant sur les glandes salivaires et toutes les glandes sécrétoires de la face dont il active la sécrétion, glandes toutes innervées par la même branche nerveuse que celle qui fournit les nerfs excréteurs, il agit en diminuant l'excitation, par action substitutrice des nerfs sécréteurs de l'œil ; et le liquide anormal tendra à se résorber par les voies d'où il est sorti en obéissant, et an mouvement physiologique qui pousse les épanchements inflammatoires la résorption, et au courant exercé pa-l'hypersécrétion des glandes voisines.

Pour nous, nous ne croyons pas que ces médicaments ont une action élective aussi prononcée que l'indique le savant chirurgien de Nantes ; nous croyons plutôt qu'il agit d'une façon générale en activant par un mouvement dérivatif et puissant la résorption du liquide rétinien, comme il agit en faisant résorber tout autre épanchement séreux inflammatoire, dans un autre organe, comme dans la pleurésie par exemple. Quoi qu'il en soit, son action si puissante nous donne un moyen d'action énergique que nous ne devons pas négliger.

TRAITEMENT CHIRURGICAL.

Le premier mode d'intervention chirurgicale fut proposé par Sichel père, dans la Clinique européenne, 1850, nᵒ 29. Il conseilla la ponction scléroticale au niveau de l'épanchement plutôt pour diminuer la tension intra-oculaire et les douleurs intra-orbitaires que pour la guérison même de l'épanchement, et ce procédé donna un bon résultat entre les mains de Kittel, qui obtint une amélioration notable après plusieurs ponctions dans un cas de décollement retinien, qui est rapporté dans Allgemeine Wiener medicinische Zeitung, 1880, nᵒ 23.

Mais de Graefe et Bowman n'acceptèrent pas ce mode opératoire, se basant sur cette opinion que presque toujours le décollement rétinien est le résultat d'une choroïdite staphylomateuse, et comme dans ces conditions, malgré la tension du corps vitré, la membrane se laisse distendre par l'épanchement sous-rétinien, entraînée par l'élongation de l'axe antéro-postérieur, il est certain, disaient-ils, que si par une paracentèse on diminue encore cette tension, le liquide sous-rétinien se reproduira immédiatement, car une transsudation liquide faite dans le corps vitré ne viendra pas immédiatement occuper l'espace laissé vide par l'écoulement de l'épanchement; les rapports de l'absorption et de la résorption des liquides intra-oculaires étant modifiés déjà par l'existence de l'affection qui a produit le décollement. Ces deux auteurs proposent donc, au contraire, de faire évacuer le liquide sous-rétinien dans le corps vitré à travers une ouverture faite à la rétine décollée. De cette façon le liquide vient faire issue dans l'intérieur du corps vitré et augmentant la tension du corps vitré tend à faire réappliquer la rétine décollée sur la choroïde ; de plus, l'épanchement peut se répandre par l'ouverture rétinienne directement dans l'humeur vitrée, sans s'amasser derrière la rétine, si il se reproduit, et le décollement ne peut augmenter en étendue ; enfin, si l'élongation de l'axe antéro-postérieur continue sous l'influence d'un staphylome progressif, la rétine, grâce au débridement fait par sa déchirure, peut suivre le mouvement d'élongation sans se décoller sur une plus grande étendue, et la tension intra-oculaire n'étant pas brusquement diminuée, on n'aura pas tant à redouter les hémorrhagies intra-oculaires que dans la paracentèse oculaire.

Guidé par ces considérations, de Graefe institua donc l'opération suivante :

L'auteur se servait d'une aiguille à discision à lame longue et à tranchant double et très aigu ; cette aiguille était munie à 18 millimètres de la pointe d'un arrêt et son col devait avoir un diamètre tel qu'elle pût toujours boucher l'orifice d'entrée de façon à ne pas permettre la sortie du liquide pendant l'opération. La ponction devait être faite, autant que possible, et si la position du décollement le permettait, sur un méridien correspondant à celui de la partie la plus élevée de la poche rétinienne. Cela fait, il faisait pénétrer la pointe de son aiguille après avoir préalablement dilaté la pupille à une distance de 4 à 10 millimètres du bord temporal de la cornée et conduisait son aiguille en arrière du cristallin de façon à présenter un des tranchants de l'aiguille à la rétine, inclinait sa pointe vers le fond de l'œil pour la faire pénétrer dans la poche rétinienne, puis combinant un mouvement de bascule à un mouvement de retrait de cette lame, il faisait une large ouverture à la rétine décollée. — De Wecker modifia ce mode opératoire et pratiqua d'abord la déchirure de la rétine avec un couteau à un seul tranchant dont on modifiait à volonté le point d'arrêt en le faisant glisser plus ou moins loin à l'intérieur du manche. Plus tard, il remplaça ce couteau par une aiguille perforée, espèce de trocart dont la canule présentait à 18 millimètres de la pointe un point d'arrêt, cette aiguille devait être introduite par un point diamétralement opposé d'un méridien passant par la partie la plus proéminente du décollement et elle devait remplir le double rôle d'aspirer le liquide et d'ouvrir la poche rétinienne.

Bowmann n'accepta pas le mode opératoire de Wecker auquel il faisait le reproche que, par suite de la forme défectueuse de l'instrument, il était impossible de perforer une membrane aussi résistante que la choroïde, sans employer une certaine force, et, par conséquent, sans comprimer l'organe ; par suite, l'instrument pénétrant brusque dans l'œil, peut prendre une direction vicieuse, et, par conséquent, produire des désordres graves ; puis, pénétrant par le point opposé au décollement, on est exposé à faire sortir l'humeur vitrée, au lieu du liquide épanché.

Rejettant aussi l'aiguille à double tranchant de de Graefe, le chirurgien anglais préfère l'emploi de deux aiguilles très fines qui n'ont pas, comme le couteau, le danger de diviser une veine ou une artère de la choroïde, et, par conséquent, de donner lieu à une hémorrhagie toujours à craindre, surtout dans un œil dont la tension est diminuée, et qui viendrait s'épancher à l'intérieur du corps vitré et compliquer gravement un état pathologique déjà grave ; son procédé opératoire est le suivant.

Bien que l'anesthésie ne soit pas absolument nécessaire,

il conseille cependant d'y avoir recours, quand le malade est nerveux et indocile pour obtenir une immobilité complète de l'œil ; puis ayant fait écarter les paupières, à l'aide d'un blépharostat, il introduit derrière le cristallin et à travers le corps vitré une aiguille qu'il fait pénétrer de façon à traverser la partie de la rétine décollée de dedans en dehors. On assure et fixe ainsi cette partie et on permet à l'autre aiguille, que l'on fait pénétrer du côté opposé, c'est-à-dire de dehors en dedans et dont la pointe est dirigée dans la partie décollée de la rétine, près de la première ; de diviser, et avec des mouvements d'écartement des deux pointes des aiguilles, la membrane décollée. De cette façon, la membrane ne peut glisser le long des tiges des deux aiguilles et se trouve facilement suturée. On doit faire pénétrer les aiguilles dans la sclérotique, entre les tendons des muscles droits, à 1/4 ou 1/2 pouce de chaque côté du limbre cornéen.

Ces procédés opératoires ont donné lieu souvent dans les cas où ils ont été employés à une amélioration rapide de la vision, mais malheureusement tous les auteurs ont constaté que cette amélioration a été peu durable ; la maladie a repris sa marche progressive et la vue s'est perdue peu à peu. Aussi a-t-on cherché un nouveau mode d'intervention chirurgicale.

De Jœger et de Wecker, se rappelant le rôle important que joue le retrait du corps vitré et les alterations de cet organe dans la production du décollement rétinien, ont conseillé de respecter d'une façon absolue l'humeur vitrée, toute blessure ou toute manœuvre à travers la trame du corps vité ayant pour résultat de favoriser encore la désorganisation de cet organe et par conséquent d'augmenter encore les chances de marche progressive de cette affection.

Ce n'est donc pas surtout de ce côté que doivent se diriger les tentatives du chirurgien, et ils préconisent de pénétrer à travers la sclérotique au-dessous du décollement réti-nien ; s'il siège à la partie inférieure, au dessus ; s'il siège à la partie supérieure, avec un couteau effilé, modèle de Graefe et aussi périphériquement que le permet le siège du décollement et la rotation de l'œil. On enfonce le couteau à une profondeur variable, mais d'une manière telle que la pointe traverse la partie décollée de la rétine et pénètre dans le liquide sus-rétinien, qui existe, suivant ces auteurs, entre le corps vitré et la rétine soulevée, et l'on a soin en abaissant les lèvres de la plaie avec le couteau de faire pas-ser lentement le liquide sous-rétinien dans le tissu sous-conjonctival. En même temps l'opérateur doit exercer une légère pression sur le globe occulaire pour s'opposer à l'augmentation de la tension sanguine dans les vaisseaux intra-oculaires, et par conséquent à leur rupture. De cette façon on obtient et l'application de la rétine et l'évacuation du liquide sans pénétrer à travers le corps vitré et sans ir-riter cet organe.

Ce mode opératoire est tout à fait inoffensif suivant War-lomont qui l'a appliqué plusieurs fois sur le même œil ; s'il ne donne pas toujours des résultats certains, il ne donne jamais lieu à des symptômes inflammatoires du côté du corps vitré ni à des opacités dans l'intérieur de cet organe. Quelquefois par ce procédé il a obtenu pour quelque temps la réapplication de la membrane décollée.

Dans le cas de décollement spontané se basant sur la genèse de l'épanchement, Poncet préconise l'iridectomie qui permet la filtration du liquide épanché à travers la cicatrice. La section du ligament irido-cornéen établissant, grâce à la filtration à travers les procès ciliaires, une communication entre la chambre postérieure et antérieure de l'œil Galezowski, dans un article du Journal d'ophthalmologie publié dans le numéro de novembre et décembre 1872, et rapporté dans les Annales des sciences médicales (Tome I, page 941), préconise aussi cette même opération.

Dans le but d'assurer la filtration des liquides épanchés, M. de Wecker essaya l'emploi d'un moyen nouveau, le drainage de l'œil avec un fil d'or passé à travers la sclérotique et la choroïde et au-dessous de la rétine décollée, les deux extrémités du fil étant tordues ensemble et laissées en place dans le cul-de-sac conjonctif. Ce procédé, qui a donné lieu à un très beau travail inaugural de Mme Ribard, n'a malheureusement pas tenu les promesses qu'il donnait d'abord. Car le séjour à demeure du fil d'or à travers les membranes profondes de l'œil, outre qu'il ne donne pas lieu à la filtration régulière des liquides intra-oculaire, donne lieu à des inflammations aiguës ou chroniques qui amènent rapidement sa suppression sous peine de perte absolue de la vision.

Aussi ce procédé est-il abandonné complètement, même par son auteur, qui est revenu complètement au procédé suivant indiqué par Alfred Graefe, c'est-à-dire la ponction scléroticale simple faite au niveau de la partie décollée mais le plus périphériquement possible, et sans pénétrer jusqu'à la rétine décollée et par conséquent en évitant le corps vitré.

Pour pratiquer cette opération, on se sert d'un couteau à lame très étroite, de 2 millimètres de largeur, que l'on fait pénétrer à la partie la plus périphérique du globe oculaire. Au niveau de la partie décollée, comme presque toujours le décollement siège a la partie inférieure entre les muscles droit inférieur et droit externe, on ne fait pénétrer le couteau que très peu profondément, c'est-à-dire à 4 ou 5 millimètres, on imprime alors au manche du couteau un mouvement d'un quart de rotation, alors les lèvres de la plaie sont entre-bâillées et le liquide fait hernie sous la conjonctive, sous la forme d'un épais bourrelet. Quelquefois la sortie du liquide ne se fait qu'au moment ou le couteau est retiré. Un bandeau compressif fortement serré est appliqué sur l'œil et le malade doit garder pendant quelques jours le repos au lit.

M. de Wecker conseille d'instiller aussitôt après l'opération quelques gouttes d'ésérine et de continuer les instillations pendant quelques jours. Mais ce chirurgien ne se borne pas à cette simple intervention chirurgical; il fait conserver le repos au lit pendant quinze jours environ, avec un bandeau compressif appliqué sur l'œil, et fait faire au malade une friction mercuriellé avec deux grammes matin et soir d'onguent napolitain. Il combine donc les deux méthodes, il ajoute le traitement médical au traitement chirurgical ; les résultats heureux constatés à la suite de ce traitement ne peuvent donc être attribués à l'intervention chirurgicale seule.

Du reste, de tous les moyens chirurgicaux, la ponction de la sclérotique est la seule actuellement employée d'une façon générale. Car c'est elle qui, produisant le moins de troubles et étant la plus inoffensive, donne lieu à moins d'accidents et par suite à plus de cas d'heureuse réussite. En effet, en ne traversant que la sclérotique et la choroïde, le corps vitré n'est pas soumis à une nouvelle cause d'inflammation qui vienne encore diminuer sa résistance et augmenter son retrait. De plus, en restant au-dessous de la rétine décollée, on ne court pas le risque que la pointe du couteau, en voulant sectionner catte membrane, ne l'entraîne avec lui et n'augmente encore l'étendue du décollement. Enfin, cette opération est parfaitement inoffensive, et quand elle ne réussit pas, ne peut amener aucun accident pouvant causer la perte de l'œil opéré.

Hirysberg, dans un article publié dans *Archiv für Augen Heilkunde*, page 37, tome 49, rapporte sur 10 cas 8 cas d'amélioration et 1 cas de guérison complète, à la suite de cette méthode

Wolf de Glasgow a modifié ce procédé de la manière suivante : il fait une incision à la partie inférieure de la conjonctive et débride les tissus aussi loin que possible en arrière de l'équateur de l'œil, puis avec un sclérotome de Wœcker à lame étroite, il fait une ponction à la sclérotique, obliquement avec une inclinaison de 45°, de façon que les lèvres de la plaie se recouvre complétement, fait sortir la sérosité, puis suture la conjonctive décollée, et fait appliquer un bandeau compressif et ordonne le repos au lit.(Annales d'oculistique, tome I, année 1879, p. 87.)

L'auteur rapporte une observation dans laquelle, par cette opération, il a amené une amélioration notable, Mais, ajoute-t-il, l'œil gauche qui n'a subi aucune opération et qui par conséquent n'a été soumis qu'au repos, sous un bandage compressif donne une acuité visuelle plus considérable que le droit, ce qui serait encore une argument de plus en faveur de la non intervation chirurgicale que nous proposons.

Dans un mémoire lu dans la séance du 14 mars 1878, à la Société médicale de Ligurie, le professeur R. Secondie, revenant à l'ancienne opération de Graefe, préconise une opération qu'il appelle la *scléro-dictyotomie*, qui n'est autre chose que la combinaison de la déchirure de la rétine à travers le corps vitré par l'aiguille de Graefe, avec la ponction scléroticale, et il rapporte un cas de rétablissement du champ visuel et de retour de la vue telle quelle permet la lecture du nº 2 Snellen après une opération de ce genre.

Nous, nous repoussons complètement une opération de ce genre pour les raisons que nous avons déjà données plus haut et nous acceptons seule comme la meilleure la ponction scléroticale.

(1) N. B — Nous remercions notre ami Mauler pour l'obligeance et le talent qu'il a bien voulu apporter à la gravure des planches qui accompagnent notre travail.

CONCLUSIONS.

Pour nous résumer dans quelques lignes, nous pensons que dans la thérapeutique du décollement rétinien :

1° On doit toujours commencer par l'emploi méthodique des moyens médicaux ;

2° Qu'il est de tout intérêt d'obtenir la disparition rapide de l'épanchement et le recollement de la membrane ;

3° Que, pour obtenir le plus rapidement possible ce résultat, il est utile de joindre à l'action énergique des injections sous-cutanées de pilocarpine, l'emploi des autres moyens médicaux comme nous l'avons indiqué plus haut, c'est-à-dire :

a. Repos au lit et dans l'obscurité pendant trois semaines environ ;

b. Application d'un bandeau compressif fortement serré sur l'œil malade ;

c. Application de ventouses Heurteloup à la tempe renouvelée une ou deux fois ;

d. Deux fois par semaine purgatif léger. (Eau de Hunyadi-Janos, etc.) ;

c. Tous les deux jours injection sous-cutanée de chlorhydrate de pilocarpine à la dose de un centigramme à un centigramme et demi, de façon à obtenir une sudation et une salivation énergiques.

4° Que la guérison est d'autant plus rapide et moins exposée aux récidives que l'épanchement est plus récent.

5° Enfin que ce n'est que dans les cas où le traitement médical a échoué complètement que l'on doit intervenir chirurgicalement et que l'on doit se tenir à la ponction scléroticale seule, suivie du repos au lit et de l'application d'un bandeau compressif fortement serré, et longtemps continué.

Observation I. (*Personnelle.*)

Mme B...., 37 ans, sage-femme, se présente à la clinique du D[r] Ed. Meyer le 29 novembre 1878, se plaignant d'un abaissement considérable de la vue de l'œil gauche.

Cette malade raconte qu'elle a été toujours très myope, mais que depuis six mois elle a eu fréquemment des éclairs qui lui passaient devant l'œil gauche, que ces sensations avaient lieu le plus souvent la nuit, et la réveillaient en sursaut ; leur point de départ siégeait dans la partie interne de l'œil et en bas. Cependant la vue était restée normale, et ce n'est que trois jours avant son entrée à la clinique que la malade s'est aperçue devant l'œil gauche de l'apparition d'un point noir qui a augmenté rapidement.

La malade est sujette à de fréquents maux de tête et aux étourdissements qu'elle rattache aux fatigues de sa profession; elle avoue des excès alcooliques.

Bonne santé habituelle; aucune maladie antérieure.

La détermination de sa réfraction oculaire faite par un jour clair fait constater l'existence d'une myopie de 7 dioptries de l'œil droit, et un abaissement de la force visuelle qui ne lui permet plus que de distinguer le n° 12 des échelles de Snellen à 6 mètres de l'œil gauche ; elle ne compte les doigts qu'à la distance de 3 mètres sans qu'aucun verre concave puisse améliorer cet état.

Les couleurs sont nettement perçues des deux côtés.

L'étendue du champ visuel périphérique pris au campimètre est normale pour l'œil droit; mais à gauche il s'arrête brusquement, presque au niveau du diamètre vertical qu'il ne dépasse que de 15 dans l'axe horizontal à sa partie interne.

A l'examen ophthalmoscopique, M. Meyer constate l'existence d'un large staphylome postérieur de l'œil droit, et dans l'œil gauche un vaste épanchement soulevant toute la moitié externe de la rétine, sur le fond duquel on voit les vaisseaux se réfléchir, et qui permet difficilement de découvrir la papille qu'il recouvre.

M. Meyer formule le traitement suivant :

OBSERVATIONS I,

Œil gauche.

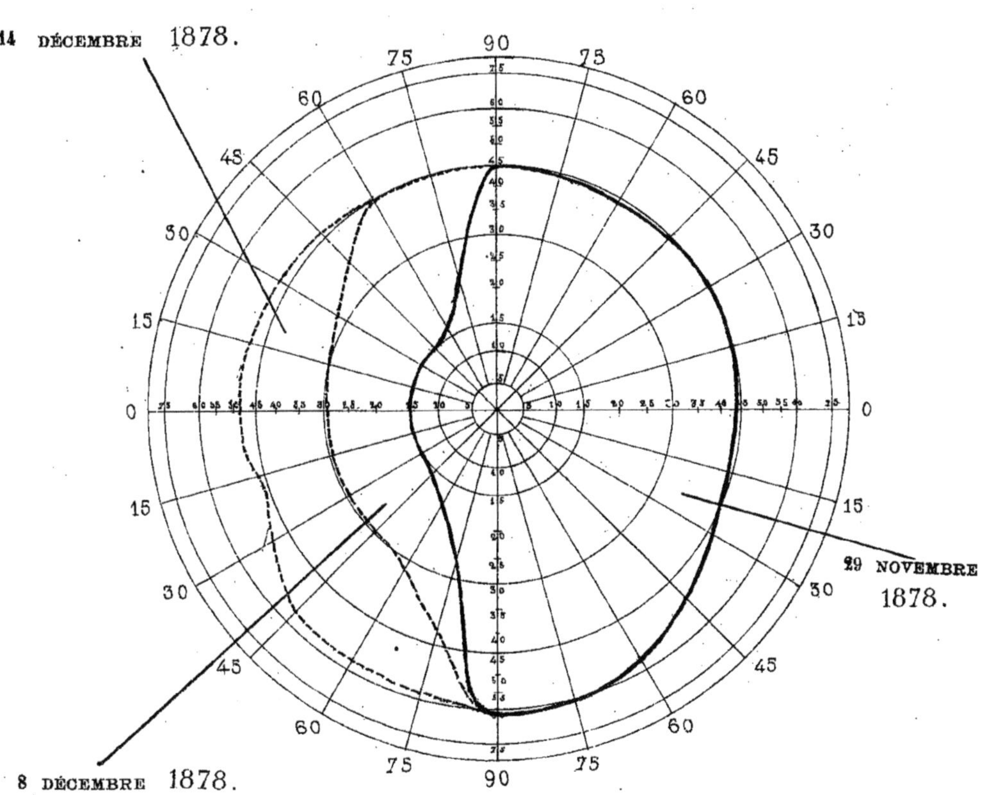

OBSERVATIONS I ^BIS.

Œil gauche.

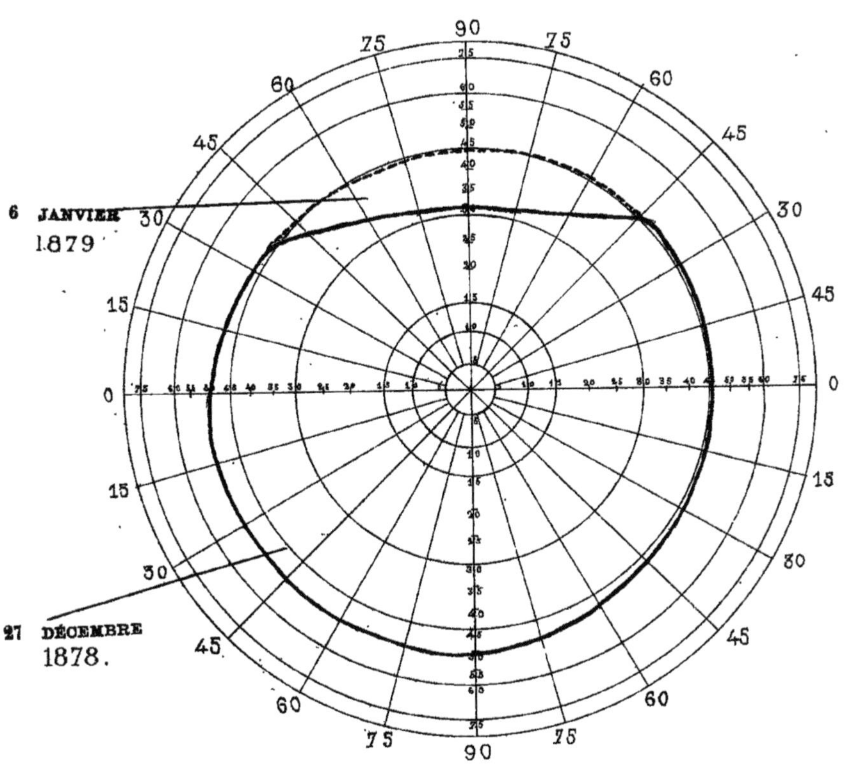

1º Repos au lit dans le décubitus dorsal, dans une chambre noire.

2º Application d'un bandeau compressif sur l'œil gauche.

3º Ventouse Heurteloup à la tempe.

4º Injection sous-cutanée de chlorhydrate de pilocarpine tous les deux jours.

5º Deux fois par semaine, purgatif léger (un verre d'eau Hunyadi Janos).

Ce traitement est rigoureusement suivi pendant trois semaines. Des injections de pilocarpine sont d'abord faites à la dose de 0 gr. 005 et portées progressivement jusqu'à la dose de 0 gr. 015 de façon à produire une sudation et une salivation abondantes.

Huit jours après le commencement du traitement on procède à un nouvel examen du champ visuel, et l'on constate une amélioration qui se traduit par une augmentation de 15º dans l'axe horizontal qui atteint maintenant 30º dans le sens horizontal.

Une nouvelle application des ventouses Heurteloup est faite à la tempe gauche et les injections de pilocarpine sont continuées.

Huit jours après, c'est-à-dire le 14 décembre, troisième examen du champ visuel, qui nous permet de constater que l'étendue de la vision périphérique a repris ses limites normales (50º en dedans).

La malade peut compter les doigts à 4 mètres.

L'ophthalmoscope nous permet de reconnaître que toute la partie soulevée de la rétine s'est accolée à nouveau à la choroïdite sous-jacente, bien que des stries blanchâtres sur lesquelles se réfléchissent les vaisseaux témoignent encore de l'emplacement du décollement.

Pendant huit jours encore la malade est soumise aux injections de pilocarpine et au même traitement.

Quand la malade quitte la clinique, le 21 décembre, elle peut distinguer avec un verre concave —5 diopt. le nº 60 des échelles de Snellen et son champ visuel périphérique a gardé ses limites normales.

Une hygiène très sévère est prescrite à la malade à laquelle on explique les dangers d'une récidive.

La malade revient à la clinique le 27 décembre. Nous constatons que la force visuelle de son œil gauche est restée stationnaire, mais l'examen méthodique de son champ visuel fait constater l'existence d'une légère échancrure à la partie supérieure, et qué la vision périphérique ne s'étend plus que jusqu'à 30° au-dessus du diamètre horizontal.

La malade accuse s'être départie des règles que nous lui avions prescrites, et avoir fait un usage exagéré de ses yeux.

A l'ophthalmoscope, M. Meyer constate la disparition presque complète des stries blanchâtres qui occupaient la moitié temporalé de la rétine, mais par contre à la partie inférieure existent quelques lignes blanchâtres sur lesquelles les vaisseaux rétiniens font cro-chet et dues au soulèvement de la rétine, produit par le glissement et l'amas, suivant les lois de la pesanteur, des quelques gouttelettes de sérosité, existant probablement encore disséminées, derrière la rétine primitivement décollée, et qui donnaient lieu aux stries blanchâtres de la partie temporale actuellement disparues.

La malade est remise à l'obscurité et au repos absolu avec un bandeau compressif sur l'œil pendant encore quelques jours, et le 6 janvier, lorsque la malade est examinée à nouveau, son champ visuel a repris presque complètement ses limites physiologiques à la partie supérieure (40°) et sa force visuelle est égale toujours aú 1/10 avec un verre concave 5 diopt.

A l'ophthalmoscope on ne perçoit plus le soulèvement de la partie inférieure de la rétine et les vaisseaux passent normalement à sa surface.

Depuis il nous a été donné de revoir souvent cette malade qui a conservé, et bien qu'ayant repris ses occupations habituelles, cet état qui se maintient et même s'améliore.

Examinée à nouveau le 5 novembre 1879, nous avons constaté que sa vision périphérique a reconquis ses limites normales (50° à la partie supérieure), et elle lit maintenant le n° 36 des échelles de Snellen à 6 mètres, c'est-à-dire a une force visuelle de 1/6.

OBSERVATION II. (*Personnelle.*)

M. F. (Eugène), employé d'une maison de transports et de déménagements, se présente à la clinique du Dʳ Meyer le 22 mars 1879, se plaignant d'une perte subite de la vue.

Œil droit.

90
75
75
60
60
45
45
30
30
15
15
0
0
15
15
30
30
45
45
60
60
75
75
90
24 AVRIL 1879
22 MARS 1879.
10 AVRIL 1879

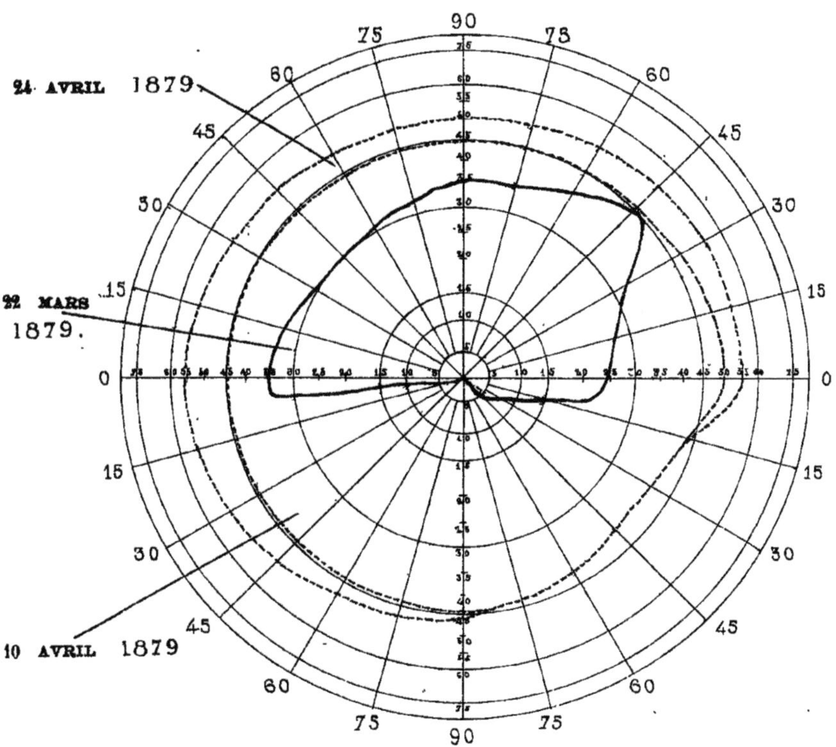

Ce malade raconte que, faisant effort deux jours avant pour descendre une armoire, il avait été frappé subitement de cécité. L'œil gauche du malade avait déjà perdu toute vision, à la suite d'un accident analogue trois ans auparavant, malgré des soins médicaux longtemps continués. En effet, cet œil est le siège d'une cataracte avec synéchie postérieure totale ; le globe oculaire est légèrement atrophié et ramolli. La perception lumineuse est nulle.

Avec l'œil droit le malade peut compter les doigts jusqu'à 1 mètre 50 et reconnaît toutes les couleurs. Aucun verre concave ne peut améliorer la vision, bien que le malade accuse une myopie antérieure très forte.

La mensuration du champ visuel, faite avec le campimètre de M. le D\ Meyer, permet de constater l'absence absolue de toute vision périphérique au-dessous du diamètre horizontal, qui est notablement rétréci surtout vers la partie externe.

A l'examen opthalmoscopique on constate la présence d'un vaste décollement rétinien occupant toute la partie supérieure de cette membrane qui flotte en avant et vient masquer la papille en la recouvrant.

M. le D\ Meyer institue le traitement suivant :

1° Repos absolu au lit et séjour dans l'obscurité.

2° Bandeau compressif appliqué d'une façon continue sur l'œil.

3° Deux fois par semaine, un verre d'eau minérale purgative (Hunyadi Janos).

4° Une application de ventouses de Heurteloup à la tempe, de façon à obtenir trois cylindres de sang.

5° Tous les deux jours une injection sous-cutanée de 1 centigramme 1/2 de chlorhydrate de pilocarpine.

Ces injections procurent au malade une salivation et une sudation très abondantes. Ces injections sont faites très régulièrement, et le traitement suivi d'une façon régulière jusqu'au 10 avril, c'est-à-dire pendant vingt jours environ.

Le 10 avril le malade vient se faire examiner à la clinique. De l'œil droit nous constatons qu'il compte les doigts à 5 mètres 50. Son champ visuel pris à nouveau fait connaître le rétablissement de la vision périphérique dans toute la partie inférieure, sauf à la partie externe qui présente un certain degré de rétrécissement.

Debierre.　　　　　　　　　　　　　　　　　　　5

A l'examen ophthalmoscopique on constate que la partie supérieure de la rétine décollée s'est réappliquée à la choroïde, mais présente encore des replis qui lui donnent l'aspect d'une membrane froncée sur laquelle passent les vaisseaux en faisant des coudes nombreux.

Une nouvelle application de ventouses Heurteloup est faite à la tempe, trois cylindres de sang sont retirés à nouveau, et le malade est remis dans l'obscurité. On lui fait encore quatre nouvelles injections de pilocarpine, et le 24 avril le malade revient à la clinique. De l'œil droit, avec un verre concave de 4 dioptries 1/2, il voit le n° 60 des échelles de Snellen à 6 mètres, c'est-à-dire possède une force visuelle de 1/10 de la force visuelle normale. Il a récupéré à ce moment d'une façon presque complète l'étendue du champ de sa vision périphérique, sauf à la partie inférieure et interne.

Le traitement est alors arrêté, et M. le Dr Meyer conseille au malade de s'abstenir de tout travail nécessitant un effort quelconque, et de prendre une autre profession qui ne l'expose pas autant aux dangers d'une récidive toujours à craindre.

Des lunettes à verres forme coquille de nuance foncée n° 3 sont prescrites aux malade pour éviter les éblouissements produits par la trop grande sensibilité de la rétine malade à la lumière.

Le malade vient encore nous revoir le 4 juin. Sa force visuelle centrale a encore augmenté ; avec le même verre employé précédemment (41/2 concave) il voit le n° 36 des échelles de Snellen à 6 mètres, c'est-à-dire à 1/6 de la force visuelle normale.

Cet état est resté stationnaire, le malade a pu reprendre ses occupations avec une force visuelle suffisante pour pouvoir conduire à travers Paris ses voitures de déménagement.

OBSERVATION III (Personnelle.)

Mme B..., âgée de 40 ans. Constititution robuste, bonne santé habituelle, se présente à la Clinique du Dr Meyer le 10 mars 1879, se plaignant d'un abaissement considérable de la vue.

De l'œil gauche, absence complète de vision. L'œil est très ra-

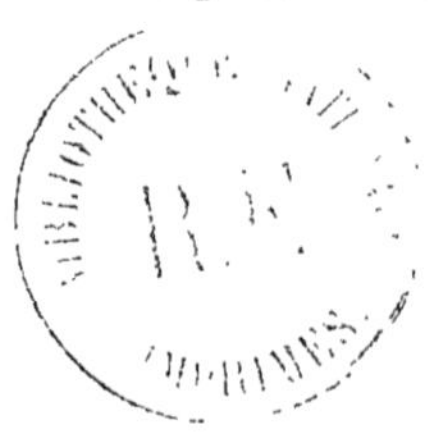

OBSERVATIONS III,

Œil droit.

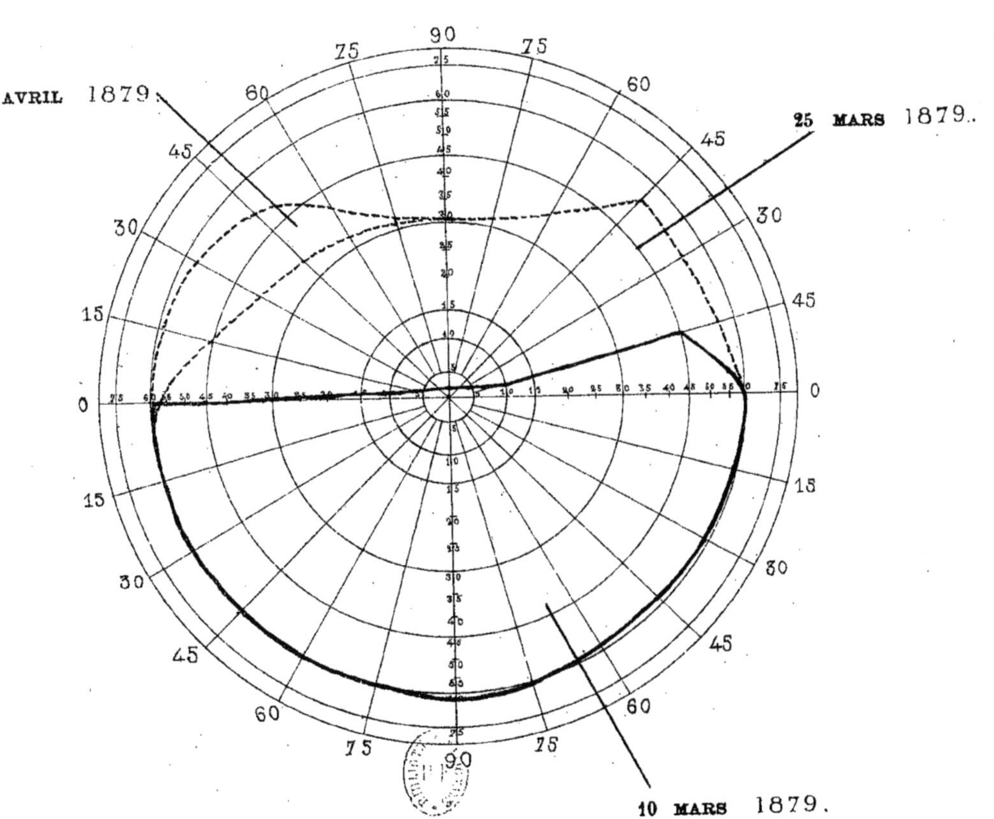

molli et atrophié, il est le siège d'une cataracte, suite d'un décollement rétinien ancien dû à une irido-choroïdite.

D'après ses dires, la maladie aurait débuté il y a sept ans, à la suite de couches, par une exophthalmie très prononcée. M. Meyer nous fait remarquer que cette marche de la maladie doit appeler notre attention sur la possibilité comme cause primordiale d'une embolie avec inflammation du tissu cellulaire de l'orbite signalée par Virchow.

L'œil droit, la malade ne compte plus les doigts qu'à 3 mètres, son champ visuel pris au campimètre fait constater l'absence absolue de la vision périphérique dans toute la partie supérieure du champ visuel, depuis une ligne partant de 15° au-dessus du diamètre horizontal passant au centre et se confondant au bord externe avec le diamètre horizontal.

La malade reconnaît toutes les couleurs sauf le vert qu'elle prend pour du noir, et le rouge clair pour du jaune.

A l'examen ophthalmoscopique, M. Meyer constate la présence d'un décollement de la rétine occupant toute la partie inférieure de cette membrane. L'aspect de la partie décollée est bleuâtre, les vaisseaux qui la sillonnent disparaissent au niveau de ses bords. On voit les plis de la membrane flottante apparaître et disparaître suivant les mouvements de l'œil. La malade accuse avoir toujours été très myope.

M. le Dr Meyer pose le diagnostic de décollement rétinien, suite d'irido-choroïdite et prescrit le traitement habituel :

1° Repos au lit, dans l'obscurité absolue ;

2° Application d'un bandeau compressif sur l'œil ;

3° Ventouses scarifiées à la tempe ;

4° Purgatifs salins, légers, deux fois par semaine ;

5° Injections sous-cutanées de chlorhydrate de pilocarpine à la dose de 1 centigramme tous les deux jours.

Ce traitement est continué d'une façon absolue pendant trois semaines.

Le 25 mars la malade est examinée de nouveau de l'œil droit, elle voit le n° 60 des échelles de Snellen à 6 mètres, c'est-à-dire V = 1/10.

Son champ visuel s'étend, en haut, jusqu'à 30° au-dessus de l'horizontale, en haut et en dehors 30°, en haut et en dedans 50°.

Le 1er avril la malade est soumise à un nouvel examen. La force visuelle lui permet de distinguer le n° 36 des échelles de Snellen à 6 mètres, c'est-à-dire V = 1/6.

Son champ visuel atteint maintenant presque les limites normales du champ visuel physiologique. La malade quitte alors la clinique avec une amélioration de sa vision de 1/20 au commencement du traitement, à 1/6 au moment de son départ.

OBSERVATION IV. (Personnelle).

M. Auguste M..., ancien élève de l'école des Chartes, se présente à la Clinique du D^r Ed. Meyer le 12 juillet 1879, se plaignant d'un abaissement considérable de la force visuelle de l'œil droit.

Ce malade accuse avoir été toujours très myope, et avoir vu sa myopie augmenter très rapidement sous l'influence de travaux très longtemps continués en se livrant à l'étude des vieux parchemins et des chartes anciennes. Nous constatons, en effet, de l'œil gauche, une myopie nécessitant l'emploi d'un verre correcteur, concave de 9 dioptries pour obtenir une force visuelle normale. Le champ de la vision périphérique est normal et il distingue facilement toutes les couleurs.

De l'œil droit, dont la force visuelle est diminuée peu à peu depuis trois mois, le malade ne compte plus les doigts que jusqu'à 4 mètres de distance : son champ visuel, pris au campimètre, fait constater un rétrécissement notable à la partie supérieure qui s'abaisse jusqu'à 20°, il reconnaît toutes les couleurs, excepté le vert qu'il confond avec le gris.

A l'examen ophthalmoscopique M. Meyer constate la présence d'un large staphylome occupant le bord externe de la pupille. Dans l'œil droit, on voit apparaître, à la partie inférieure la rétine décollée et faisant relief en avant avec un aspect gris, bleuâtre et présentant de nombreux plis qui changent de situation sous l'influence des mouvements oculaires. Ce décollement vient affronter le bord inférieur de la papille que l'on peut facilement distinguer. M. le Dr Meyer conseille au malade le traitement habituel, c'est-à-dire :

OBSERVATIONS IV,

Œil droit.

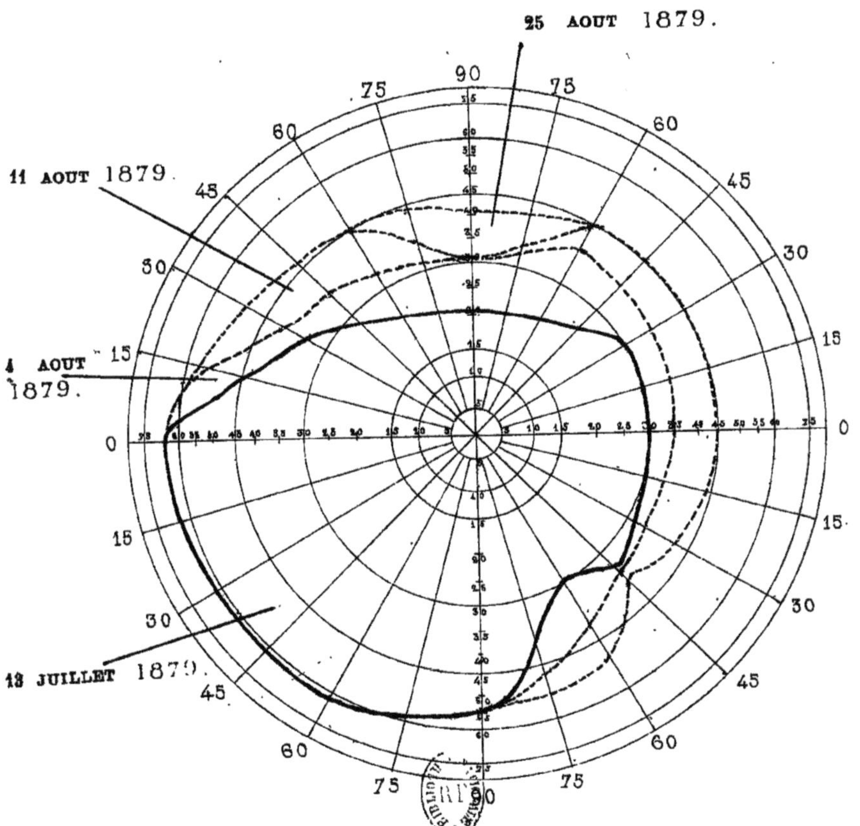

1º Repos au lit, dans l'obscurité absolue ;

2º Application d'un bandeau compressif sur l'œil ;

3º Ventouses scarifiées à la tempe ;

4º Purgatifs salins légers deux fois par semaine ;

5º Injections sous-cutanées de chlorhydrate de pilocarpine à la dose de 1 centigramme tous les deux jours.

Ce traitement est continué d'une façon absolue pendant trois semaines.

Le 4 août nous procédons à un second examen, nous constatons que le malade peut compter les doigts jusqu'à 5 mètres 50 et que son champ visuel s'est élevé de 10º dans toute la partie supérieure.

A l'ophthalmoscope on voit que la rétine s'est presque complètement réappliquée sur la choroïde, qu'elle ne fait plus saillie en en avant et n'est plus mobile sous l'influence des mouvements oculaires ; cependant elle présente encore quelques plis sur lesquels les vaisseaux rétiniens viennent former des coudes.

Sur les conseils de M. Meyer nous faisons une nouvelle application de ventouses de Heurteloup à la tempe, et le malade étant remis encore pendant huit jours dans l'obscurité, et l'œil sous un bandage compressif, nous lui faisons à nouveau trois injections sous-cutanées de pilocarpine.

Nous procédons à un nouvel examen le 11 août. De l'œil droit, avec un verre concave de 3 diophteries, le malade peut distinguer le nº 60 des échelles de Snelleu à 6 mètres, c'est-à-dire V = 1/10.

Son champ visuel est resté stationné dans la ligne verticale, mais s'est notablement augmenté sur les côtés.

A l'examen ophthalmoscopique on ne constate plus que l'existence de stries blanchâtres, dernier vestige des anciens plis de la rétine.

M. Meyer conseille au malade de rester quelques jours encore dans une demi-obscurité et de s'abstenir de tout travail des yeux.

Le 23 août le malade revient nous voir, la force visuelle est restée stationnée, et le champ visuel atteint maintenant ses limites presque physiologiques.

M. Meyer conseille à ce jeune homme de renoncer à un travail aussi fatiguant pour les yeux que celui auquel il se livre, lui fait prescrire l'hygiène propre à la myopie et lui recommande une grande prudence, pour éviter une rechute.

OBSERVATION. (*Personnelle*)

Mlle K., 38 ans, se présente à la clinique du Dr Meyer le 5 juillet 1880, et nous raconte que depuis six mois sa vue a baissé peu à peu sans accident douloureux du côté des yeux ; mais que c'est subitement deux jours avant de se présenter à nous qu'elle s'est aperçue en se levant le matin de l'apparition devant l'œil droit d'un point noir qui s'est rapidement agrandi.

Cette demoiselle a toujours eu une bonne santé habituelle et à vu passer sans accident la période de la ménopause. Elle a toujours eté très myope.

En effet l'examen fonctionnel des yeux nous fait reconnaître une myopie, qui exige l'emploi d'un verre correcteur concave de 10 dioptries pour lui permettre de lire le n° IX des échelles de Snellen à 6 mètres, c'est-à-dire pour avoir une force visuelle égale en 2/3 de la normale.

De l'œil droit elle ne peut plus compter les doigts qu'à la disance 1^m,50 et avec une fixation excentrique en dehors.

Aucunverre correcteur ne peut améliorer cet état. L'œil droit ne possède donc plus que 1/40 de la force visuelle normale.

L'examen de la vision périphérique fait au campimètre, nous fait constater pour l'œil droit l'absence complète de la moitié interne. du champ visuel. La perception s'arrêtant à 5° en dedans du centre de fixation sur une ligne presque verticale.

La malade peut distinguer facilement toutes les couleurs.

La vision périphérique de l'œil gauche est absolument normale pour l'œil gauche et pour toutes les couleurs.

M. Meyer constate la présence dans l'œil droit d'un vaste décollement occupant toute la partie externe de l'hémisphère postérieur de l'œil ; la rétine décollée et soulevée vient faire un relief grisâtre en avant du fond rouge des parties saines du fond de l'œil et masquer une partie de la papille ; les vaisseaux rétiniens font un coude brusque au niveau des limites de la partie soulevée. Sur ce fond grisâtre lorsque l'on fait imprimer un mouvement au globe oculaire, on voit apparaître des stries blanchâtres, changeant de

OBSERVATIONS V.

Œil droit.

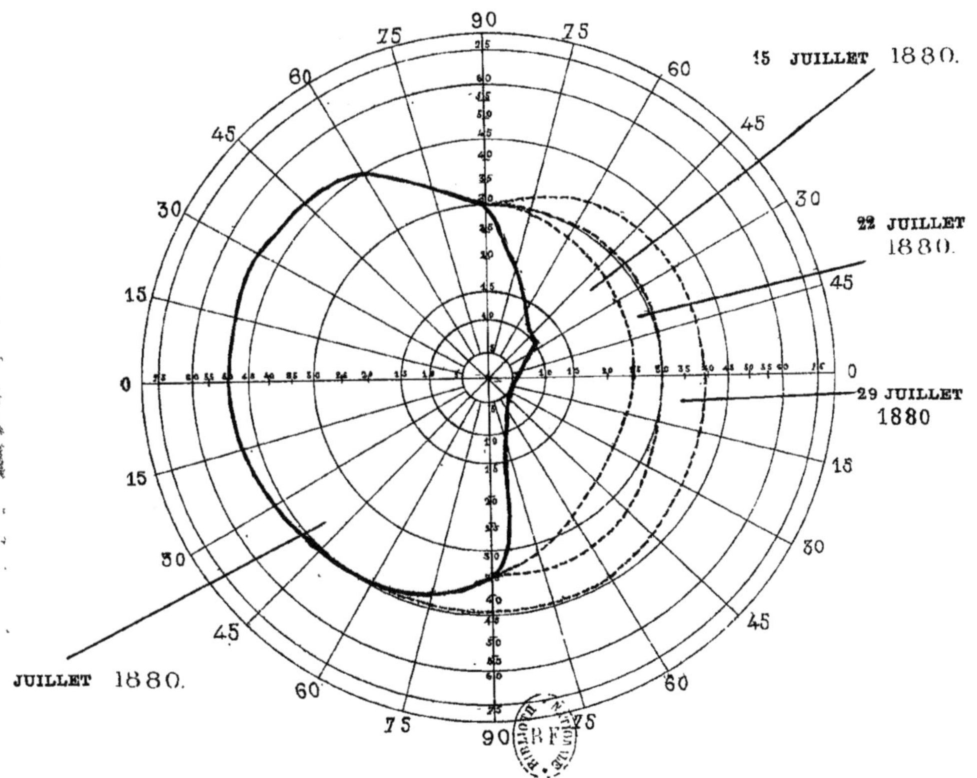

forme et de direction et accusant ainsi les mouvements ondulatoires de la membrane entraînée par le flot du liquide sous-jacent. Dans l'œil gauche nous trouvons à l'ophthalmoscope un large staphilome entourant la moitié postérieure de la pupile. Le Dr Meyer ordonne le traitement ordinaire c'est-à-dire :

1° Repos au lit dans l'obscurité absolue ;

2° Application d'un bandeau compressif sur l'œil ;

3° Ventouses scarifiées à la tempe ;

4° Purgatifs salins, légers deux fois par semaine ;

5° Injections sous-cutanées de chlorhydrate de pilocarpine à la dose d'un centigramme tous les deux jours.

Le traitement est continué d'une façon absolue pendant trois semaines.

Le 15 juillet, avec le même éclairage, la mensuration du champ visuel périphérique fit constater une amélioration notable.

La perception s'étend maintenant jusqu'à 25° en dedans. Laforce visuelle centrale a peu changé, la malade compte maintenant les doigts jusqu'à 2 mètres, c'est-à-dire $V = \dfrac{1}{30}$.

A l'ophthalmoscope, l'amélioration se traduit par une proéminence moins considérable de la rétine décollée ; cette membrane est déjà même réappliquée au niveau du pôle postérieur. La papille apparaît maintenant complètement dégagée, les vaisseaux rétiniens ne forment plus un coude brusque au niveau des limites de la partie décollée mais forment de légères ondulations en passant au-dessus des stries blanchâtres qui occupent le siège du décollement; ces stries sont beaucoup plus abondantes et forment un relief beaucoup plus accentué à mesure que l'on se rapproche de la partie externe de l'équateur de l'œil.

Le 22 juillet, examinée de nouveau par un jour très clair, nous trouvons que les limites du champ visuel atteignent maintenant 30° en dedans du sens de fixation. La malade peut, à l'aide d'un verre concave de 6 dioptries compter les doigts jusqu'à la distance de 3 mèt. 50, c'est-à-dire $V = \dfrac{1}{17}$.

A l'ophthalmoscope, l'aspect du fond de l'œil a peu changé, cependant les stries blanchâtres de la rétine ont diminué de nombre et de relief.

Le 29 juillet, la malade, examinée à nouveau, peut compter à l'aide du même verre correcteur les doigts jusqu'à 5 mèt. 50, c'est-à-dire $V = \dfrac{1}{11}$, et son champ visuel s'étend jusqu'à 40°.

A l'ophthalmoscope, toute la rétine paraît réappliquée sur la choroïdine sous-jacente jusqu'à la périphérie. Quelques stries longitudinales blanchâtres existent encore seulement près de l'équateur de l'œil à la partie externe, mais les vaisseaux rétiniens les traversent sans donner lieu à aucune sensation de relief.

En cet état, la malade quitte la clinique, après avoir reçu la recommandation d'une grande prudence et d'une hygiène rigoureuse, de manière à éviter les récidives.

Paris. — A. PARENT, imprimeur de la Faculté de médecine, rue Monsieur-le-Prince, 31.
A. DAVY, successeur.